AF367777

TRANSPLANTÉE !

Marseille. — Typ. et Lith. J. CAYER, rue St-Ferréol, 37.

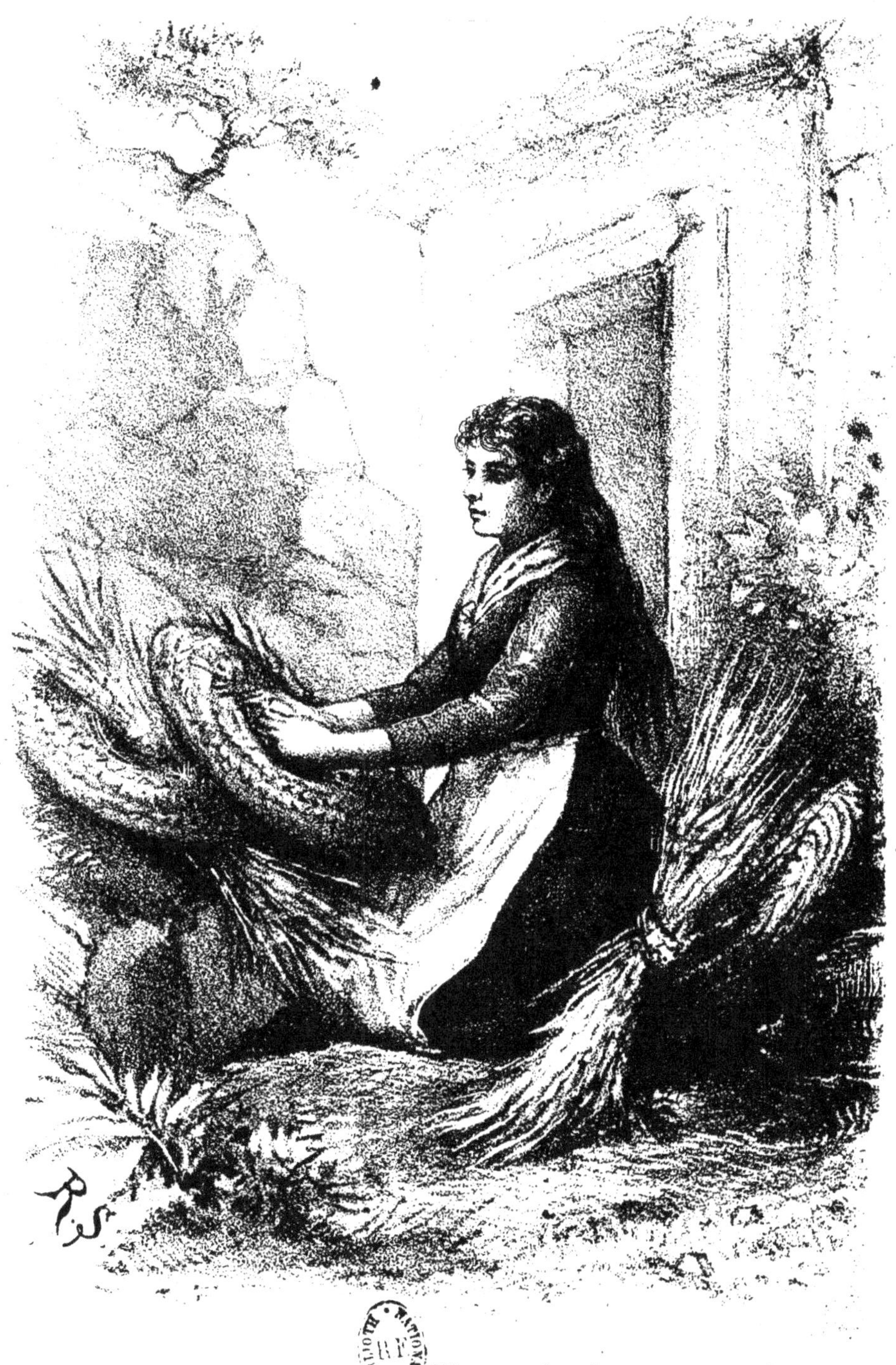

« Elle avait à finir deux scourtins pour le soir. »

Mlle A. MONTAUDRY.

TRANSPLANTÉE !

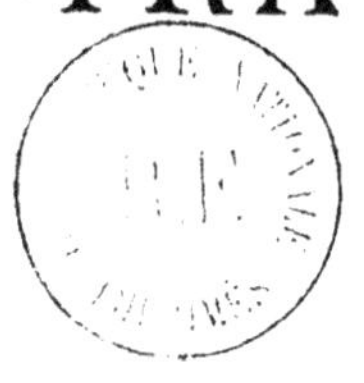

L'homme n'est-il donc né que pour un coin de terre ?

A. DE MUSSET.

EN VENTE A MARSEILLE :

Chez les principaux Libraires

Et chez M. CAYER, imprimeur, rue Saint-Ferréol, 57.

1891

A Frédéric MISTRAL.

A vous, barde inspiré de nos rives d'azur,
Aimant tout ce qui chante et vit sous ce ciel pur,
Les hommes et les fleurs, même l'humble cigale,
J'offre ces vers à peine envolés de leur nid,
Fière du sentiment commun qui nous unit
Dans le pieux amour de la terre natale.

ANTOINETTE MONTAUDRY.

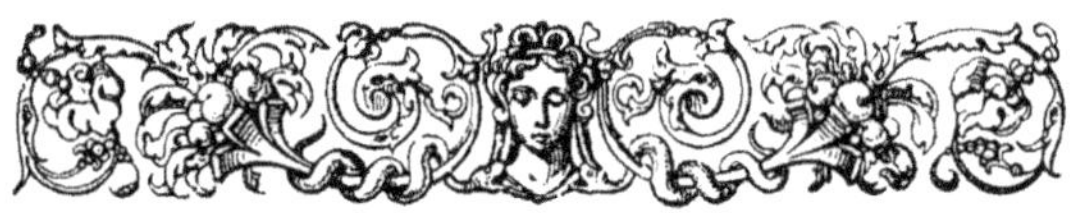

Peu de lecteurs, en ouvrant un livre de vers fraîchement imprimé, se doutent des péripéties sans nombre, des vexations quelquefois cruelles dont l'auteur a été victime avant de le livrer au public. Je parle d'un auteur dont la réputation est à faire, dont la célébrité n'est pas chose acquise et qui donne timidement, avec émotion, son œuvre à la société, comme le jeune adolescent offre une fleur, pour la première fois, à celle dont il voudrait se faire aimer.

Un grand nombre de ceux qui sont arrivés ont passé par les mêmes épreuves ; plusieurs s'en vantent pour rehausser leur gloire; mais ils ne le font que les lauriers au front, alors que nul ne peut contester leur talent ou leur génie.

Un spirituel écrivain, se cachant sous le pseudonyme de Mimo, écrivait, il y a quelques années, dans la Provence Poétique, *publiée à Marseille, un article dont j'ai plaisir à reproduire ici un fragment.*

C'est le Roman d'un Livre.

« *L'auteur a souri de joie ; d'un geste vainqueur il repousse sa plume, arme inutile qui n'attend plus que le repos : son volume est achevé.*

« *Là, devant lui, s'entassent les feuillets couverts d'une écriture serrée qui s'enfièvre à mesure que l'œuvre approche de sa fin.*

« *Il les compulse une dernière fois, rien n'y manque : titres, préface, chapitres rangés en ordre de bataille, prêts à entrer en lutte avec l'opinion et destinés à la vaincre, il en est sûr !...*

« *Oh ! primitif croyant ! il ne doute pas des autres, car il est sûr de lui. Au rayonnement de son front sentez-vous la confiance de son cœur, lisez-vous la foi dans ses regards ? Suivons-le.*

« *L'auteur a pris son manuscrit, empli sa bourse, recueilli tous les documents qui pourront lui devenir nécessaires, adresses, recommandations, épîtres élogieuses, chaleureux coups de remonte, tels qu'on en doit posséder quand on se lance.*

« Ce n'est pas qu'il compte sur des passe-droits de camaraderie, mais enfin, il est plus facile de jeter du lest que de s'en procurer.

« A présent, se dit-il, je vais choisir mon éditeur.

« Le voilà qui descend les boulevards, allègrement ; le ciel lui sourit au passage.

« Heureux auteur ! la lutte est finie, le succès commence ! Oui, le succès ! N'est-il pas déjà dans l'estime de ton œuvre, dans la loyauté de tes convictions et surtout dans l'absence du doute ? Jusqu'ici tu n'as pas tremblé, poète, et pourtant voilà qu'une voix s'élève, faible murmure d'abord, bientôt sifflet strident, qui déchire ton oreille, pénètre ton cœur. N'est-ce pas l'esprit malin qui t'agite ? Il te heurte, il t'étreint.

« Ah ! tu n'as pas donné dans l'immondice ! Ah ! tu n'as pas enrichi mon empire d'une nouvelle fange, et tu es sorti vainqueur du débrouillement de ta pensée ! Pauvre petit faiseur de rimes, triste écolier, bêtement vertueux ! attends ! nous allons voyager ensemble.

« Le poète entend confusément toutes ces apostrophes ; il chancelle, le doute va venir, la crainte est là.

« *Imbécile ! dit l'esprit. — Lâche ! murmure l'auteur ; puis, faisant tinter le contenu de son gousset :*

« *J'ai de l'or, se dit-il, j'arriverai !*

« *Il marche........* »

Nous ne le suivrons pas chez la multitude d'éditeurs où notre écrivain le conduit.

Partout ce sont des refus cruels qu'il essuie, de dures conditions qu'on lui pose, des mois d'attente qu'on lui demande.

« *Partout c'est un obstacle, une impossibilité ; l'heure avance, le but recule... La flamme de son enthousiasme s'éteint ; plus de songes d'or, c'est la réalité froide et brutale emportant brin à brin tous les débris du rêve.*

« *Alors arrive l'heure terrible où le poète arpente toutes les rues, frappe à toutes les portes, sentant le vertige l'envahir, secouer ses membres lancés sur une piste inconnue.*

« *Droit, devant lui, sous le brouillard qui l'enveloppe et la nuit qui tombe, il ne voit pas la grande ville sceptique et railleuse, ni les longs quais déserts aux interminables sillons ; il songe au fleuve qui coule là, tout près, et qui a déjà englouti tant de* misères. Son manuscrit, l'idole d'hier, ce soir lui brûle les doigts ; une dernière fois, il étreint ce fardeau trop lourd, il regarde les feuilles crispées et dans un ricanement sourd :

« Si je le jetais dans la Seine !... » se dit-il.

« Le mystère qui se glisse partout plane aussi sur cette scène. Peut-être se trouva-t-il sur la rive quelque Thermutis moderne pour arrêter le courant fatal et changer le destin du « Sauvé des eaux. »

Il serait à souhaiter pourtant que les essais des débutants ne fussent pas entravés par ces difficultés sans nombre.

C'est le crible, dira-t-on, il ne doit passer au travers que la quintessence, sans quoi nous serions inondés de productions fades et rebutantes, sans aucun profit pour l'art. Oui, sans doute ; mais ce crible est entre les mains d'une race qui s'inquiète peu des destinées de la littérature, et ne se soucie que du bénéfice qu'elle peut en tirer. Je veux parler de ces éditeurs qui, apercevant un poète, lui crient de loin : « Arrêtez ! nous en avons encore pour un an, avant de pouvoir nous occuper de vous ! » De ces journalistes qui refusent l'hospitalité d'une colonne à un article fort bien rédigé, sous prétexte que la matière abonde. Certainement elle abonde beaucoup trop ; mais c'est pour déverser sur le public, la plupart du temps, mille banalités étrangères à la littérature saine et vraie.

Il est à considérer cependant que le pays s'impose des sacrifices pour favoriser le développement de tous les arts.

On a des conservatoires où les instrumentistes peuvent perfectionner leur génie musical.

Le chant, la déclamation, l'art dramatique y trouvent une voie large et facile ; les dons naturels y sont stimulés par les leçons et les exemples de maîtres fameux. C'est ainsi que se révèlent un grand nombre d'artistes qui, la plupart, sans ces secours, eussent végété dans l'ombre. L'instruction, les sciences de toutes sortes sont offertes gratuitement à tous.

Tandis que la poésie, cette fleur de l'âme, ce don sublime que Dieu met en nous, comme il a semé au début de la création mille plantes gracieuses qui décorent en tous temps la nature, la poésie en est réduite à ses seules forces, aux faibles ressources qu'une organisation mal comprise lui fournit. En un mot, il n'est pas permis au poète d'être pauvre.

Certes, chacun son droit. Que ceux qui font le

commerce des livres ne s'inquiètent pas de ce qui peut faire la gloire de la littérature, cela se conçoit. Ils n'ont entrepris que d'édifier leur fortune. Mais puisque l'État croit devoir encourager les interprètes, pourquoi n'encourage-t-il pas les créateurs ?

Diverses Académies, il est vrai, ouvrent chaque année des concours ; le poète peut s'avancer dans l'arène et y cueillir une palme d'or. Mais à qui doit-il ses faveurs, si ce n'est à l'inspiration particulière de quelque âme généreuse qui s'est doutée des angoisses du talent ignoré ? Où est le temple où la poésie peut éclore et déployer ses ailes ? Où est l'école où l'on abrite ses premiers pas, où l'on a soin de sa destinée ? A quelle tribune peut-elle se faire entendre ? Quels échos sont chargés de dire à la renommée ses chants divins ?

Si le poète pauvre n'est appuyé sur aucune puissance du monde, son talent restera longtemps stérile, et les affamés de ce pain qui nourrit l'âme et le cœur ignoreront jusqu'à l'existence même de celui qui travaille pour eux nuit et jour.

« Ah ! la poésie ! carrière épineuse, renoncez-y ! » me disait un jour un vieillard plein d'expérience, mais fort peu touché de la muse.

Y renoncer ? Dites au jeune mousse embarqué à dix ans, qui ne connaît pour ainsi dire que les flots bleus et la voûte lumineuse, qui vogue incessamment d'une rive à l'autre sans mettre pied à terre, qui ne vit que de sel et de poisson, et dont les poumons se sont dilatés à la brise vivifiante du large, dites-lui : « La marine ! la marine ! carrière épineuse, renoncez-y ! » Y renoncer ? Pourquoi ? S'il aime la mer, s'il n'aspire pas à être capitaine, si les splendeurs du gouffre caressant et perfide seules l'attirent ! Y renoncer ? quand le flot bleu l'appelle, quand il l'endort de sa chanson comme une mère attentive qui lui fait oublier les misères de sa destinée !...

Laissez le poète chanter, le mousse naviguer, si tous deux sont heureux de leur sort et ne se doutent pas des dangers dont ils sont menacés.

De même, l'oiseau qui gazouille et volète en été sur la branche ne s'inquiète guère du plomb qui va l'arrêter dans son vol. S'il tombe, on dira : « Pauvre oiseau ! » et non point : « Pourquoi avait-il des ailes ? »

La lyre du poète, c'est comme l'aile de l'oiseau. Si quelqu'un en brise les cordes, dites : « Pauvre poète ! » et non point : « Pourquoi chantait-il ? »

Et c'est pour cela qu'en dépit de toutes les entraves, le poëte chante sans cesse. C'est un besoin de sa nature d'exprimer en chantant les impressions de son âme, joie ou tristesse, sourire ou larmes.

C'est pour cela que j'ai écrit TRANSPLANTÉE et mes autres volumes qui n'ont pas encore vu le jour.

Si je regrette quelquefois la fortune, c'est à cause d'eux. « Les vers ne se vendent pas. » dit-on. Je voudrais ne pas vendre les miens.

Le ménestrel joyeux, jadis, se faisait-il payer les refrains qu'il chantait au pied des tourelles ou à la table des seigneurs ? On lui donnait, c'est vrai, abri pour le soir, un morceau de pain blanc pour la journée. Moi, je me contenterais d'une larme, d'un sourire, d'une pensée généreuse à la lecture de mes vers.

Mais, hélas ! le côté pratique de la question ne permet pas tant de libéralité. Un livre, c'est pour l'auteur un bijou qui coûte cher.

Il ne faudrait pas s'étonner, quelque jour, de trouver des chefs-d'œuvre enfouis dans les cartons de quelque écrivain modeste et peu ambitieux qui aurait renoncé à la lutte brutale que nécessite aujourd'hui une petite place au soleil.

J'adresse donc mes remercîments à ceux qui ont entre leurs mains TRANSPLANTÉE. Ils ont facilité la tâche à son auteur en accueillant favorablement une œuvre qui demandait à vivre, non point d'une vie mondaine, universelle, mais de cette existence intime et modeste qui a son siège dans les cœurs aimants et poétiques.

Puissent les natures délicates et pures comme Phanette, vigoureuses et tendres comme Jacquet, ardentes comme Raymond, naïves et simples comme Jean, y trouver un doux écho de leurs sentiments et de leurs propres rêves !

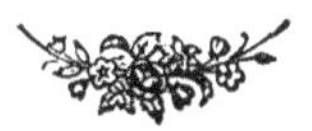

TRANSPLANTÉE !

PREMIÈRE PARTIE

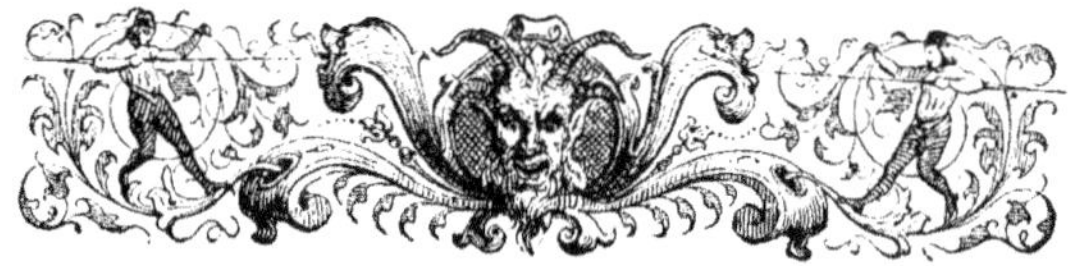

TRANSPLANTÉE !

I

Entre les flancs rocheux de la montagne aride
Que l'homme va creuser de son fer intrépide
Afin d'en détacher, chaque jour, par débris,
    La pierre dont il doit retirer quelque prix,
Aveuglés par l'éclat d'une lumière ardente,
Et le front incliné vers la roche brûlante,
Il est des malheureux qui s'usent aux labeurs
Pour un morceau de pain que trempent leurs sueurs.
Rien ne vient adoucir leur tâche journalière,
Et pour tout horizon une enceinte de pierre,

Qui dans un cercle étroit semble les enfermer,
Dérobe à leurs regards tout ce qui peut charmer.
Au printemps, il n'est point pour eux de fleurs brillantes
Prenant à tous les vents des poses nonchalantes ;
En été, les fruits mûrs ne tentent pas leur faim.
Point de nids, de chansons. C'est le désert enfin !

Le laboureur, du moins, dans les champs qu'il prépare,
N'a pas de son village un mont qui le sépare ;
Ses enfants, au travail, le suivent quelquefois
Et peuvent sous ses yeux folâtrer dans les bois.
Le tic-tac du moulin, la cloche de l'église,
Les chants aigus d'un coq qui de soleil se grise,
L'aboîment répété des limiers du château,
Ou les pas d'un chasseur qui descend le coteau,
Sont des bruits qui de loin montent à son oreille
Dès que le jour se lève et que l'aube s'éveille.
Il ne se sent point seul ; chaque chose a sa voix
Et lui parle de loin. Le panache des toits,
Qui prend au gré de l'air une forme bizarre,
Lui dit que pour bientôt le repas se prépare ;
Les grelots d'un cheval qui tintent en passant
Lui font connaître aussi qu'à la foire on descend,
Et l'ombre, s'effaçant tour à tour sous l'ombrage,
Lui fait quitter la bêche ou reprendre l'ouvrage.

Le carrier, lui, n'a pas, pour mesurer le temps,
Des tableaux de toute heure et de tous les instants.
Son regard cherche en vain, sur la roche difforme,
Variété de teinte et changement de forme ;
C'est à peine s'il peut découvrir dans les creux
Quelques bouquets de thym rachitique et poudreux,
Et lorsqu'il interrompt sa tâche accoutumée,
Rarement accueilli par une voix aimée,
Il s'endort solitaire à l'ombre d'un abri
Au seuil duquel jamais la mousse n'a fleuri.

Quelquefois, cependant, l'habitant de la roche
Des champs, de ses amis, du hameau, se rapproche ;
Il se sent attiré vers ce foyer commun
Où sur la vieille place on retrouve chacun ;
Il aime à recevoir l'accueil franc et sincère
De ses concitoyens qui l'appellent leur frère,
Et durant la semaine, au creux de son rocher,
Ce joyeux souvenir vient souvent le chercher.

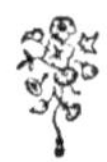

II

Parmi ces malheureux, travailleurs solitaires,
Ployés stoïquement sous les rayons solaires,
Il était, au pays de l'olive et du miel,
Un homme qui vivait ainsi plus près du ciel.
Il aimait le désert de la montagne nue
Et l'éclat fatigant des splendeurs de la nue ;
Son œil se reposait avec enchantement
Sur ce site sauvage et privé d'ornement.
C'était un jeu pour lui de déchirer la pierre ;
Il ne redoutait ni le vent, ni la poussière,
Et ses bras, au travail, étaient presque aussi durs
Que les sons de sa voix, en chantant, étaient purs.
Toujours alerte, gai, souriant d'habitude,
Il semblait de bonheur peupler sa solitude.

Il avait le front large et d'abondants cheveux,
Une haute stature et des membres nerveux,
Une moustache épaisse à peine grisonnante,
Des yeux vifs et profonds, la figure avenante ;

Tout annonçait en lui la vigueur, la santé,
Un reste de jeunesse et d'élasticité :
On eût dit qu'il était taillé dans le bloc même
Que sa pioche entamait avec force et système.

Jacquet, c'était le nom de l'honnête ouvrier
Qui se trouvait heureux dans l'état de carrier.
Ne regrettait-il rien, ni femme, ni demeure,
Ni sentier moins aride où sa part fût meilleure ?
Et pourquoi, toujours plein d'une nouvelle ardeur,
N'était-il jamais las de son vaillant labeur ?
C'est qu'il gardait au fond de son cœur une image
Qui, dans l'épreuve, avait soutenu son courage,
Et qu'un rayonnement de ce cher souvenir
Contre tous les regrets savait le prémunir.

Phanette était l'objet de cet amour intense
Qui du pauvre carrier captivait l'existence.
Il la nommait sa fille et rien ne le charmait
Comme cet œil naïf et ce front qu'il aimait.

Sa fille ! Il savait bien qu'il n'était pas son père,
Que sur elle planait un étrange mystère
Qui peut-être jamais ne serait éclairci ;
Mais le charme était tel que jamais ce souci

N'arrêtait les élans de sa vive tendresse.
Il avait une excuse à pareille faiblesse :
N'avait-il pas donné la paix du célibat
Pour les mille devoirs de son nouvel état ?
Ah ! qu'il était heureux maintenant de se dire :
C'est ma fille ! voyez ! j'eus son premier sourire,
Sa première caresse, et jamais un seul jour
Son cœur ne m'a privé d'une marque d'amour !

Voici, d'ailleurs, comment il avait eu la joie
De trouver un matin ce bonheur sur sa voie.

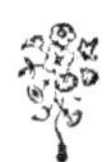

III

Il sortait de sa hutte au lever du soleil,
Un jour que le printemps célébrait son réveil,
Quand, au seuil de la porte, ainsi qu'un nid trop frêle
Qui tombe, et qu'abandonne une mère infidèle,
Parmi des joncs tressés sans prudence et sans art,
Une tête d'enfant vient frapper son regard.
En un clin d'œil il a délivré de sa couche
Le marmot qu'il réchauffe au souffle de sa bouche,
Le croyant endormi du sommeil éternel.
De ses bras il lui fait un berceau naturel ;
L'enfant crie, il a froid, il a faim... Comment faire ?
Lui donner à manger n'est pas petite affaire.
Mais quoi ? Bella pourra le nourrir de son lait :
C'est une chèvre douce, on en fait ce qui plaît.
Le carrier doucement conduit à la mamelle
L'enfant qui tout d'abord se montre un peu rebelle,
Mais qui, fort affamé, finit par convenir
Qu'espérer n'est plus rien alors qu'on peut tenir.

Après qu'il s'est nourri longuement, tout à l'aise,
Le brave homme, installé sur une vieille chaise,
Examine à loisir le linge du bambin.
C'est de la belle toile et du coton bien fin.
Il cherche un signe auquel on pourra reconnaître
Les malheureux parents dont l'enfant a dû naître.
Quand, tout à coup, un mot brodé sur le maillot
Lui révèle le sexe et le nom du marmot :
C'est une fille! Eh quoi! vous rougissez, brave homme!
Phanette, voyez bien, c'est ainsi qu'on la nomme.
Votre cœur bat plus fort : c'est l'amour paternel
Qui vient de l'envahir en ce jour solennel.

Et, tout en contemplant le petit minois rose,
Le vieux garçon songeait à cette étrange chose.
Deux mots autour de lui résonnaient constamment :
« Ma fille ! » Et sous leur charme il riait doucement.
« Ma fille ! » murmurait le zéphir à la porte,
« Ma fille ! » répondait l'écho d'une voix forte.
C'était partout : « Ma fille ! » et surtout dans son cœur.
A la fin, se levant avec un air vainqueur :
« Eh bien ! Dieu soit loué ! je t'aime, je te garde, »
Dit-il, « sois le rayon de cette humble mansarde ! »

Aussitôt, amassant une couche de foin,
Il y fait un berceau, pour l'enfant, dans un coin ;

Puis, de l'étroit logis arpentant la surface,
Il appelle en chantant un sommeil efficace,
Et cela réussit si bien, qu'en un moment
Phanette dans ses bras s'endort paisiblement.
Il la pose avec soin sur l'odorante couche,
L'amour au fond du cœur, le sourire à la bouche,
Et montrant à son chien le trésor à garder,
S'éloigne, confiant, non sans la regarder.

Ce jour-là, son travail souffrit de ses absences,
D'un père son esprit eut les impatiences,
Et, vingt fois, il revint à la hutte pour voir
Quel caprice ou besoin l'enfant pouvait avoir.

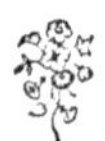

IV

Après l'adoption de la petite fille,
Le carrier n'avait pas recherché sa famille.
C'eût été soins perdus que d'aller s'enquérir
D'une maternité qu'il eût fallu flétrir ;
Car c'était posséder tous les instincts du crime
Que d'avoir désigné cet ange pour victime.
Nul n'avait réclamé le trésor délaissé,
Et le père adoptif, oublieux du passé,
Guidé par ces deux lois : l'amour et l'habitude,
N'avait sur l'avenir aucune inquiétude.

Phanette avait seize ans ; on le pensait, du moins,
Car elle était si faible alors que de ses soins
Le brave homme l'avait arrachée à la tombe.
Toujours naïve et pure autant qu'une colombe,
Aimante comme un chien qui garde votre seuil,
Vive comme un pinson, leste comme un chevreuil,

Haute comme les pins que le soleil domine,
Forte comme ces fleurs qui peuplent la colline
Et qu'un rayon nourrit en traversant l'air pur,
Elle était brune, avec des yeux comme l'azur.
Ses cheveux au soleil luisaient comme la plume ;
Sa bouche, comme un fruit qui s'entr'ouvre et parfume,
Ne laissait échapper qu'un doux gazouillement
Dont l'écho d'alentour résonnait constamment.
Elle vivait ainsi confiante, expansive,
Entre la voûte bleue et la roche massive ;
Légère comme l'air qui passe sur les monts,
Calme comme ces flots tranquilles et profonds
Qui dorment protégés par deux flancs de montagne.

Depuis que le carrier avait cette compagne,
Son cœur s'était fixé dans ce modeste abri
Où la première fois Phanette avait souri.
Il n'avait plus voulu quitter cette demeure,
Craignant de perdre tout le bienfait de cette heure
Où ses bras pour toujours avaient enveloppé
Ce trésor, par miracle, à la mort échappé.
Il avait obtenu de vivre avec sa fille
Dans cet endroit désert où, jadis, sans famille,
La mer et le village étant loin du chantier,
Il passait seulement deux saisons en entier.

L'enfant aimait d'ailleurs ce réduit solitaire
Creusé dans le rocher par les mains de son père ;
Elle aimait la colline où son pied, le matin,
Se parfumait aux fleurs de lavande et de thym ;
Où l'oiseau matinal s'éveillait dès l'aurore
Pour lui chanter un air qu'elle ignorait encore ;
Elle aimait à rêver seule pendant le jour
Sous l'ombrage des pins qui croissaient alentour ;
De la longueur du temps toujours inconsciente,
Elle y courait aussi, folâtre, insouciante,
Et cette liberté de penser et d'agir
Était pour sa nature un suprême plaisir.
S'il venait à passer sur la route lointaine,
Qui du sommet des bois conduisait à la plaine,
Quelque chasseur errant ou quelque charretier,
Pour la première fois explorant ce quartier,
Prise soudainement d'une peur instinctive,
Elle allait se blottir, soucieuse et craintive,
Dans un creux de rocher ou sous un vert buisson.
Elle demeurait là jusqu'à ce que le son
De ces pas étrangers n'arrivât plus vers elle.
Ainsi, près de son nid, fait une tourterelle
Épiant le départ de jeunes maraudeurs.
Cette sauvagerie et ces promptes frayeurs
Avaient souvent frappé le père de Phanette

Au point de lui donner une crainte secrète ;
Mais il avait pensé qu'elle devait cela
Sans doute à sa nourrice, à la pauvre Bella ,
Qu'un rien effarouchait et chassait dans son gîte.

Ce n'était pas toujours, d'ailleurs, que la petite
Se montrait si sauvage : elle venait souvent
Jouer dans la carrière et, tout en poursuivant
Son chien dans les cailloux, saluait au passage,
D'un geste gracieux ou d'un pli du visage,
Les pauvres compagnons de son père Jacquet.
Certains jours, près l'un d'eux, retrouvant son caquet,
Comme un oiseau tombé d'une autre latitude,
Elle venait charmer leur morne solitude.
Ils la connaissaient tous et tous la respectaient :
C'était comme une fleur sur laquelle ils jetaient
Dans la carrière aride un regard de tendresse,
Mais qu'ils n'eussent osé ternir d'une caresse.

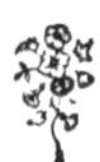

V

La maison du carrier était basse et sans jour.
C'eût été pour Phanette un bien triste séjour
S'il eût fallu rester dans cet étroit espace
Où la table et le lit prenaient toute la place ;
Mais elle n'y rentrait que le soir pour dormir,
Ou quand les jours d'hiver le vent faisait gémir
Les pins disséminés sur la colline agreste.
Elle avait su pourtant, ingénieuse et leste,
Décorer sa demeure avec un certain art :
Celui dont toute femme, en naissant, a sa part.

Creusé presque à demi dans la roche difforme,
Ce logis, du dehors, avait la simple forme
D'un carré régulier, quoiqu'en plus, au dedans,
Le rocher lui donnât la largeur de ses flancs.
Fortement abrité par cette ample muraille,
Le vent pouvait sans crainte au nord livrer bataille,
Il eût mieux résisté sous ses coups furieux
Que du château voisin les murs audacieux.

La porte s'entr'ouvrait au midi; la fenêtre,
Pour l'espace couvert trop étroite peut-être,
N'avait pour vis à vis qu'un long pan de rocher
Qu'en étendant le bras on aurait pu toucher.
La chambre était, au fond, faiblement éclairée
Par un trou fait au mur, que bouchaient à l'entrée
Une natte grossière avec un rideau brun.
On y voyait dans l'ombre un bois de lit commun,
Un escabeau taillé dans le tronc d'un vieux chêne,
Quelques pieux, dans le mur, supportant, la semaine,
Le jupon du dimanche et la veste de drap.
Jacquet, lui, chaque soir, se faisait un grabat
Avec un peu de paille au travers de la porte,
Protégeant de son mieux Phanette de la sorte.

Servant tout à la fois de table et de buffet
Auprès de la fenêtre un rayon s'étalait,
Portant la cruche verte et les bols de faïence,
Le gros pain qu'on mangeait avec insouciance,
La fiole d'huile pure avec le pot de miel,
Quelques légumes secs, un fromage et du sel :
Cela constituait le modeste ordinaire.
Certains jours de régal, à ce repas vulgaire,
Il venait s'ajouter de l'excellent poisson
Que la mer généreuse apportait à foison.

A leurs besoins restreints, sans leur laisser d'envie,
Suffisait largement cette modeste vie.

Phanette, cependant, était femme avant tout
Et le logis portait l'empreinte de son goût.
Aux murailles pendaient des herbes parfumées,
Du serpolet, du thym et quelques fleurs aimées,
Découvertes un jour un peu loin dans les bois.
Là, c'était une image avec un cadre en bois ;
Au-dessous, un collier fait de noyaux d'olives ;
Une plume de paon avec des couleurs vives ;
Plus loin, une croix blanche, un rameau de laurier,
Une large coquille, un rustique panier ;
Tout ce qui peut enfin intéresser la vue
Dans une pauvre hutte au fond des bois perdue.

Avant de pénétrer dans cet asile étroit,
On pouvait admirer, s'étalant jusqu'au toit,
Un cep dont les rameaux, dans un effort suprême,
Avaient su triompher de l'aridité même.
C'est qu'il était aussi l'objet de soins constants :
Phanette lui donnait de l'eau de temps en temps ;
L'hiver, on l'abritait sous un manteau de paille ;
On ne manquait jamais le moment de la taille,
Et Bella, de sa dent, avant que d'y toucher,
Eût déchiré plutôt un quartier de rocher.

Bella vivait encor, mais elle était bien vieille ;
On n'eût pas ramené de bien loin sa pareille,
Tant elle était docile et sobre. Chaque jour,
De l'aride colline elle faisait le tour,
Se contentant, après, de quelque friandise
Dont le carrier toujours lui faisait la surprise.
Elle donnait encor quelques jattes de lait,
De ce liquide pur que Phanette à long trait,
Étant petite enfant, buvait à la mamelle.
La pauvre chèvre avait un rival dont le zèle
La mettait au logis parfois au second rang :
C'était un bouledogue, à l'œil noir, au poil blanc,
A mâchoire puissante, à mine redoutable,
Devant les étrangers, furieux, intraitable.
Pour le carrier, c'était le meilleur des amis.
Dans les jeux de l'enfant, toujours fier d'être admis,
Il mettait quelquefois un peu trop de rudesse
Dans l'excès de sa vive et sincère tendresse ;
Il mordait, renversait, déchirait sans savoir
Que le respect pour ceux qu'on aime est un devoir.
Il se nommait Terrible. Un grand jour de bataille,
On pensa que ce nom convenait à sa taille,
Et Phanette dès lors ne l'appela qu'ainsi.

Ce rival à Bella donnait donc du souci ;

Mais c'était bien à tort, car l'immense service
Qu'avait jadis rendu la sauvage nourrice,
Disposait avant tout les cœurs au sentiment.

A part le cep de vigne, aucun autre ornement,
Tel qu'arbuste ou buisson, n'entourait la cahute.
A cent pas seulement, au sommet d'une butte,
Un gigantesque pin tordu par le mistral,
Avec ses longs rameaux s'élevait magistral.
La fille du carrier, sous ce léger ombrage,
Dans les jours de chaleur transportait son ouvrage ;
Elle y respirait mieux les brises de la mer
Qui montaient du vallon tout en parfumant l'air.

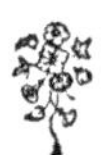

VI

La mer ! elle baignait une plage voisine
Qui s'étendait riante au pied de la colline,
Et c'était autour d'elle, autour de ses flots bleus,
Que Cassis tout entier s'étalait orgueilleux.
C'est que ce bord était une place choisie
Où souvent, plus que l'art, caprice et fantaisie
Des villas d'alentour réglaient l'emplacement.

A toute ville un port donne du mouvement ;
Bien que celui-là fût fort étroit d'apparence,
Il n'en avait pas moins sa petite importance.
Des barques de pêcheurs et des bateaux marchands,
Leurs cordages tendus et leurs voiles aux vents,
Plusieurs fois dans le jour y venaient prendre place ;
D'autres s'en éloignaient, sillonnant avec grâce
La surface du golfe où, quand la mer grondait,
L'onde claire et limpide à peine se ridait.

Sur le quai, les marins dans un même uniforme,
Celui qu'à tout instant aujourd'hui l'on réforme,
Le teint hâlé, l'œil vif et le geste expressif,
Toujours las dans le port de leur rôle inactif,
Causaient entre eux du port, de la mer, du voyage
Qu'ils avaient entrepris vers tel ou tel rivage,
Des dangers encourus et des grains essuyés,
Des pauvres compagnons sous les lames noyés,
Des îlots abordés et des trouvailles faites,
Du départ, du retour, jours de pleurs ou de fêtes.
Les petits gars, joyeux d'entendre leurs discours,
De ces bons matelots se rapprochaient toujours,
Et, comme sous l'effet d'un breuvage magique,
Rêvaient aux horizons d'un pays fantatisque,
Au-delà des flots bleus dont leurs yeux se lassaient.
C'est ainsi que les goûts des enfants se fixaient
Plus naturellement sur un métier si rude,
Sans redouter jamais sa dure servitude.

Aujourd'hui qu'il n'est plus de pays inconnus,
Que des pôles lointains beaucoup sont revenus,
Et qu'on lit chaque jour les merveilles des mondes
Plus richement dotés que nos rives fécondes,
Le désir qui faisait le marin d'autrefois
Dans le cœur de l'enfant n'a plus la même voix,

On part pour s'enrichir, et non pas pour connaître.
L'illusion s'en va quand l'argent devient maître.
La mer n'est plus l'amante aux charmes séducteurs
Pour laquelle on laissait amis, parents et sœurs.
C'est un large courant qui conduit aux richesses :
Qu'importent ses appels, ses splendeurs, ses caresses !

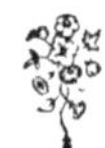

VII

De son plateau rocheux, sous son vert parasol,
Ainsi que l'aurait fait un oiseau de haut vol,
Phanette du regard dominait ce rivage
Où la mer recrutait ses soldats d'âge en âge.
Elle aimait ce grand cap qui limite le bord,
Géante sentinelle à la garde du port ;
Elle y cherchait encor le vieux clocher de pierre
Qui sonne clair, vibrant, l'heure de la prière ;
Enfin, dans le lointain ses yeux accompagnaient
Les barques de pêcheurs qui du port s'éloignaient,
Et son cœur, s'attachant à quelque blanche voile,
Lui souhaitait pour guide une brillante étoile.
Quand le père Jacquet, avec son attirail
De pioches et d'outils, revenait du travail,
Elle l'apercevait plus tôt de cette roche,
Et, tout en agitant la main à son approche,
Descendait en courant pour mieux le recevoir
Et réclamer de lui le baiser du revoir.

C'étaient de doux propos échangés, des caresses,
Des rires, des transports et mille autres tendresses
Qui ne se terminaient qu'à l'heure du sommeil.

Ainsi jusqu'à ce jour, sans lui donner l'éveil
Sur l'étrange mystère entourant sa naissance,
Jacquet avait goûté la pure jouissance
De chérir cette enfant de cet amour puissant
Qu'un père avec orgueil donne à son propre sang.
Il n'avait pas songé qu'elle deviendrait femme ;
Que l'amour filial serait moins pour son âme
Que cet autre, plus doux, qui s'accroît au printemps
Et fait à la jeunesse oublier ses parents.

Phanette, le quitter ! Phanette, sur la terre,
Aimer un autre lieu que ce val solitaire ;
Rêver d'un horizon que n'embaumeraient pas
Les genêts d'or, le thym qui croissaient sur ses pas !
Phanette, en grandissant, espérer autre chose ;
Aux élans de son cœur trouver une autre cause !
Tout cela n'était point entré dans le tableau
De l'heureux avenir que forgeait son cerveau.
Il n'avait pas prévu ces dons que la nature
Donnait à cette enfant, chaque jour, sans mesure ;
Cette fleur de beauté qui croissait sur son teint,

Ce rayon du regard qu'aucun astre n'éteint.
Il n'avait pas songé qu'aux attraits de l'enfance
Succèderaient un jour ceux de l'adolescence.
Aussi, le coup fut rude alors qu'à son esprit
Un horizon nouveau, comme un gouffre, s'ouvrit.
Son amour deviendrait inutile à Phanette,
Et le cœur de l'enfant, comme un oiseau qu'on guette,
S'engagerait peut-être à travers un filet
D'où plus jamais sa main ne le retirerait !...
Il l'avait entendue, un soir, sur la colline,
Murmurer lentement, de sa voix argentine,
Un air qui ressemblait à quelque chant d'amour.

Une autre fois, c'était à la chute du jour,
Tandis qu'il lui parlait d'une chasse prochaine,
Il s'était aperçu, qu'écoutant avec peine,
Elle suivait, d'un œil mélancolique et pur,
Une étoile naissant à la voûte d'azur.

Comme un homme que rien au monde ne rattache,
Le bon carrier dès lors fut plus lent à la tâche.
Il s'éloignait souvent, le soir, de la maison,
Délaissait son travail sans aucune raison,
Et quand la jeune fille, avec inquiétude,
Remarquait un pareil changement d'habitude :

« Je suis vieux, disait-il, et le travail est dur ! »

Au logis cependant le pain devint moins sûr,
Et Phanette comprit qu'il fallait un remède
A ce mal de la faim que la langueur précède.
Un matin que son père était parti fort loin,
D'un courageux effort éprouvant le besoin,
Elle scella sa porte avec un bloc de pierre,
Y consigna Terrible, et quitta la carrière.

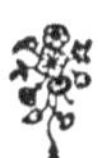

VIII

Pour tout admirateur du pays provençal,
Les lieux les plus vantés sont sur le littoral,
Et la petite ville où se rendait Phanette
N'est pas au dernier rang sur la rive coquette.
A part le site heureux dont le ciel l'a doté,
Cassis n'est pas privé de toute activité.
Bien des pêcheurs encore y trouvent, chaque année,
Le pain qui peut nourrir toute la maisonnée ;
Les hôteliers se font quelques bons revenus
En raffinant un peu leurs modestes menus ;
Au rustre le charroi fournit une autre branche,
Et sa fille, aux scourtins, gagne la pièce blanche.

Alors qu'on y faisait la pêche du corail,
Cassis à bien des bras procurait du travail ;
Les filles du pays, habiles à l'ouvrage,
Y trouvaient un métier convenant à leur âge :
Arrondir le corail, le percer, le couper,
Chacune à ces travaux pouvait participer.
Phanette connaissait cette riche industrie,
Et quoiqu'en ce temps-là, déjà, la pêcherie

Fût de peu d'importance, elle savait qu'encor
Des centaines de bras y trouvaient un peu d'or.

Tandis qu'elle suivait la route dans la plaine
Que l'été réchauffait de sa dernière haleine,
Et qu'elle contemplait le vallon découvert
Dont le fond gracieux sur les flots est ouvert,
Les grelots argentins d'un troupeau, pêle-mêle,
Qui, sur la même voie, arrivait derrière elle,
Ralentirent sa marche : elle dut s'effacer
Sur le bord du chemin pour le laisser passer.
Il était fort nombreux ; un chien de grande taille,
Dont le poil d'un blond roux semblait être de paille,
Avec un soin parfait et de sages efforts
Des domaines voisins protégeait les abords.
Le berger, qui suivait agilement ses chèvres,
Avait le front honnête et le sourire aux lèvres ;
En voyant une femme, il ôta son chapeau,
Et de l'autre côté resserra son troupeau.

Quelque temps, au milieu d'une poussière intense,
Phanette les suivit à petite distance,
Se plaisant à les voir défiler, tête au vent,
Le pied toujours dispos pour courir en avant,
Emmêlant au hasard leurs belles cornes brunes.
Tandis qu'elle admirait le poil soyeux des unes,

Le front de celles-ci, les yeux de celles-là,
Dont l'allure en tous points lui rappelait Bella,
Elle ne voyait pas l'œil discret de leur maître
Qui, subjugué d'abord en la voyant paraître,
Ne pouvait se lasser de contempler ses traits.

Tout à coup un chevreau dont les faibles jarrets
N'étaient point encor faits à pareil exercice,
Comme un petit enfant qui commence un caprice,
S'arrêta sur la route avec un bêlement.
Le berger l'aperçut et, paternellement,
Par les mots les plus doux appela le rebelle ;
La mère, avec amour, lui montra sa mamelle :
L'animal entêté n'y voulut pas toucher,
Et sur le sol poudreux feignit de se coucher.

Phanette qui le vit, soudain compatissante,
Lui parla d'une voix émue et caressante,
Et le jeune chevreau, sourd au cri maternel,
Obéit par miracle à son premier appel.

Échangeant un sourire, on se remit en marche ;
Mais Phanette déjà regrettait sa démarche ;
Car, cheminant près d'elle et mesurant ses pas,
Le berger se taisait et ne la quittait pas.

Les chèvres cependant étaient loin sur la route ;
S'il ne les guidait plus, il en perdrait sans doute,
Tout cela l'agitait, l'inquiétait aussi,
Lorsqu'à ses pas la route offrit un raccourci.
Prendre l'étroit sentier ne fut pas long pour elle ;
Mais le berger le prit avec le même zèle,
Et Phanette retint à peine sa frayeur.
Le garçon, avant tout, était homme de cœur ;
Devinant sa pensée, il entr'ouvrit les lèvres :
« C'est le moyen, dit-il, de rattraper mes chèvres. »

Le soleil inondait la colline en entier,
Les oiseaux babillaient sur les bords du sentier.
Peut être, sous l'effet d'un charme involontaire,
Phanette crut enfin ne plus devoir se taire,
Et de ce premier pas, tant redouté d'abord,
Naquit en un instant le plus charmant accord.
Dans l'espoir d'un conseil qui lui serait utile,
Phanette de sa course expliqua le mobile,
Et le jeune garçon, tout prêt à l'obliger,
Dans son zèle nouveau parut l'encourager.

« En donnant quelques soins au troupeau que j'élève,
Et loin de travailler sans répit et sans trêve,
Ma jeune sœur, dit-il, qui n'a que quatorze ans,
Augmente du logis les fonds insuffisants ;

Elle fait des scourtins, ce qui, tous les dimanches,
Sans peine, l'enrichit de quelques pièces blanches.
Peut-être ce travail ne vous conviendrait pas,
Il est moins compliqué que la maille d'un bas ;
Mais, si vous le voulez, quand ma sœur Madeleine
Me chargera d'aller chercher, chaque semaine,
Le sparte qui lui sert à gagner quelque argent,
J'en pourrais demander le double, en partageant,
Vous auriez toutes deux la tâche nécessaire. »

Phanette trouva l'offre obligeante et sincère.
Et sans se soucier d'un tel engagement
Accéda volontiers à cet arrangement.
On convint d'une place où parmi le feuillage,
La veille du dimanche, au retour du village,
Non loin d'un poste à feu, le jonc serait placé.

La jeune fille, heureuse, oubliant le passé,
Ne songeant qu'au bonheur de seconder son père,
Engageait l'avenir d'une façon légère ;
Mais au cœur de l'honnête et généreux berger
Il était des vertus éloignant tout danger.

Le sentier près de là débouchait sur la route.
Le troupeau par un char soudain mis en déroute,

Ayant perdu son guide, errait aux alentours,
Et le chien furieux le poussait à rebours.
L'azur du ciel formait le fond du paysage,
La mer un peu plus bas caressait le rivage
Et, comme s'ils prenaient racine dans le port,
Les arbres du vallon en dessinaient le bord.

Devant pareil tableau Phanette, émerveillée,
De ses tristes pensers se sentit dépouillée ;
L'air salin que sa bouche aspira librement
Lui donna d'une fleur l'épanouissement ;
Son beau front se teignit d'une couleur vermeille
Et l'espoir lui chantant des douceurs à l'oreille,
Le secret tout entier de sa vie à venir,
Dans un nuage d'or lui sembla contenir.
Il ne lui restait plus qu'à soulever le voile
Pour trouver à jamais son guide, son étoile.
Son compagnon, debout près d'elle, sans parler,
Cachant un sentiment qu'il n'osait révéler,
Contemplait tour à tour les beaux yeux de Phanette
Et les charmes riants de la plage coquette,
Sans pouvoir accorder à ce dernier tableau
L'honneur d'être en un point seulement le plus beau.
Mais le jour avançait, et Phanette sans guide
Disparut dans le val par un chemin rapide.

L'art de tisser le jonc pour ses doigts fut un jeu
Et son apprentissage au travail dura peu.
Elle put vers le soir regagner la carrière,
Portant le chargement d'une active ouvrière.
Mais un émoi soudain la saisit au retour.
Revenu du travail avant la fin du jour,
Jacquet se promenait aux abords de la hutte,
Le front triste, penché, l'œil sombre, l'âme en butte
Aux plus cruels soupçons. Phanette, en bondissant
Comme un jeune chevreau, descendit le versant.
« Mon père, lui dit-elle alors, naïve et tendre,
Prenant son bras, j'ai dû ce soir vous faire attendre
Et vous ne savez pas encore quel motif
Aujourd'hui m'a poussée à ce départ furtif.
Écoutez-moi. Je sais qu'une aveugle tendresse
Vous porte à seconder trop longtemps ma paresse.
J'ai peine à vous voir seul soulever le marteau
Et je veux vous aider à porter le fardeau.
Ne vous opposez pas à mon apprentissage
Qui de notre bonheur sera l'heureux présage. »

Le carrier, stupéfait, à ces étranges mots,
Secouant son chagrin, oubliant tous ses maux,
Retrouva d'un seul coup ses espérances chères.
« Ce n'est donc pas, dit-il, parce que tu préfères
La ville à ce désert, trop aride séjour,
Où ne peuvent fleurir tous tes rêves d'amour ?
— La ville ! répondit Phanette avec reproche,
A moins d'attraits pour moi que ce nid dans la roche ;
L'amour ! je ne connais que le vôtre ici bas. »
L'heureux père entr'ouvrit avec élan ses bras
Et l'enfant s'y blottit en cachant son visage.
— Ma Phanette, dit-il, j'étais fou ! Quel nuage
A pu donc me cacher un instant sur ton front
Cette étoile de paix dont le charme est profond.
D'un indigne soupçon j'ai flétri ta conduite ;
Je te croyais ingrate et j'ai vu dans ta fuite
Le mépris d'un amour qui n'est que trop ardent.
Que n'ai-je deviné plus tôt ton dévoûment ?
Donne-moi ton pardon et crois-le bien, Phanette,
Le bonheur rentrera dans notre maisonnette. »

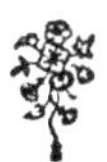

X

Depuis un mois déjà, la fille du carrier,
Fidèle à son devoir, constante à son métier,
Apportait son obole à la bourse commune.
Au tressage du jonc, sa main agile et brune
Surpassait en adresse, et depuis fort longtemps,
Les filles qui, comme elle, employaient leurs instants
A ce travail modeste. Au bout de la semaine
Le nombre des scourtins dépassait la douzaine,
Et chargeant sur sa tête avec célérité,
Ce fardeau, témoignant de son activité,
On aurait pu la voir arpenter la carrière,
Du bois environnant atteindre la clairière,
Et, parmi le feuillage épais d'un vert buisson,
Déposer son ouvrage, avec une chanson.
De jonc nouveau, pourvue, elle rentrait chez elle,
Bénissant, en secret, le berger de son zèle,
Car le gars amoureux, le prenant à loisir,
A rester invisible éprouvait du plaisir.

Jacquet avait repris son humeur enjouée.
Sa coupable inertie une fois secouée,
Il avait retrouvé la vigueur et l'entrain
Qu'il mettait au travail comme au joyeux refrain.

Pour ne point compromettre une paix si parfaite,
Faisant de chaque aurore un nouveau jour de fête,
Phanette avait caché jusqu'alors la façon
Dont elle confiait son ouvrage au garçon.
Lasse d'un double rôle, à charge à sa nature,
Elle se mit bientôt l'esprit à la torture,
Afin de faire naître un heureux incident
Qui pût la délivrer de ce secret gênant.
Mais les jours s'écoulaient paisibles, sans reproche,
Inondant de soleil et de bonheur la roche
Où le père et l'enfant, comme deux amoureux,
D'un avenir charmant formaient le rêve heureux.

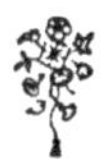

XI

Un soir, c'était après une belle journée
Que l'été plus tardif avait encor donnée ;
La colline exhalait ses plus fines senteurs.
Montrant aux oiselets ses abris tentateurs,
Au milieu de la lande aride et desséchée,
La verdure des pins, sur l'azur détachée,
Formait en mille endroits l'aspect d'un bouquet vert.

La brise, par instant, animant ce désert,
Semblait, en secouant les branches et les dômes,
Donner l'être et la vie à de muets fantômes.
Les plaintes succédaient au souffle, et de leur sein
Chaque fois s'envolait un murmurant essaim.
Au couchant, des lueurs passagères et vives,
Sombre et dernier éclat des flammes fugitives,
Attirant quelquefois un regard inquiet,
Paraissaient embraser la colline au sommet.
Phanette était assise au seuil de sa demeure,
Savourant lentement les charmes de cette heure,

Tandis que le carrier, dans un coin du réduit,
Préparait en chantant sa couche pour la nuit.
Terrible folâtrait au loin dans la bruyère,
Lorsque son aboîment, perdu dans la carrière,
Parvint aux habitants paisibles du rocher.
A des pas l'animal paraissait s'attacher ;
Car sa voix, grandissant de minute en minute,
Arrivait plus distincte aux abords de la hutte.
« C'est quelqu'un ! » dit Phanette, en quittant brusquement
Sa rêveuse attitude. Un nouvel aboîment
Répondit à ce cri, tandis que, sur sa porte,
Le carrier, intrigué, venait prêter main forte.
Terrible se montra dans un sentier voisin,
Poursuivant un limier, à gros poil, au nez fin,
Que son maître apaisait de la voix et du geste.
La jeune fille avait disparu d'un pied leste ;
Le carrier, toujours prêt à faire bon accueil,
De l'étroite demeure occupant tout le seuil,
Montra sa belle tête et son visage affable :
« Silence ! » cria-t-il au chien impitoyable.

L'étranger qui parut était un beau chasseur,
Au front noble, à l'air fier, à l'œil plein de douceur ;
Brun, de taille moyenne, élégant dans sa marche,
D'un parfait gentilhomme il avait la démarche.

Son fusil, un bijou, négligemment passé
Autour de son bras droit, à l'oiseau menacé
Paraissait inspirer une frayeur si grande,
Que, dans le carnier vide, un bouquet de lavande
Remplaçait le gibier qui ne se montrait pas.
Pour un pareil ouvrage il paraissait bien las,
Et son vêtement gris, de coupe irréprochable,
Portait plus d'un accroc et plus d'un grain de sable.
S'approchant du carrier d'un ton mâle et civil :
« Suis-je loin du château des Lilas ? lui dit-il.
— Vous en êtes fort loin ; aux jambes les meilleures
Pour s'y rendre, Monsieur, il faut deux bonnes heures.
— Juste ciel ! s'écria le chasseur épuisé,
A quoi pour cette nuit suis-je donc exposé !
J'erre depuis le jour à travers la colline,
Et je meurs de fatigue et de faim. — J'imagine
Que vous ne pensez pas mourir de faim ici ?
Dit bonnement Jacquet. — Mon brave homme, merci,
J'accepte sans façon le logis et la table.
— Pour le logis, Monsieur, la chose est moins offrable,
La demeure est étroite et le lit n'est pas grand.
— Je me contenterai d'un lit dur et méchant !
De grands rois, dans le temps, ont couché sur la paille !
Exclama le jeune homme, en redressant la taille.
— Vraiment ? dit le carrier, mais je ne voudrais pas...

— Ce sera pour le lit comme pour le repas ;
Je trouverai tout bon, ne craignez rien, brave homme. »

Jacquet, en hésitant, et mal à l'aise, en somme,
Tandis que sur le seuil s'étendait l'étranger,
Entra dans la maison pour y prendre à manger.
« Phanette, il faut m'aider, dit-il, à voix bien basse ;
Donne de l'eau, du vin et ta plus belle tasse,
Puis, viens offrir le miel et le pain de froment. »

A cet ordre, Phanette obéit lentement,
Le carrier ressortit bientôt portant à boire.
« C'est notre meilleur vin, dit-il, je n'ose croire
Que vous le trouviez bon, mais j'offre ce que j'ai.
— Excellent, verse encor, je suis ton obligé ! »
Et le jeune chasseur avec un œil avide
Présenta par deux fois la tasse encore vide.
« A manger maintenant ? Je paie un louis d'or
Chaque bouchée. As-tu de quoi mettre un trésor ?
Poursuivit-il, riant sous sa fine moustache.
— Monsieur, je ne suis pas hôtelier, que je sache...
— Tu t'appelles ? — Jacquet ! — Sans doute un brave cœur ! »

Phanette, à ce langage, immobile de peur,
Collant son œil timide aux fentes de la porte,

Observa l'étranger qui parlait de la sorte.
Son père, de nouveau, rentra dans le logis :
« Presse-toi, lui dit-il, tu n'as donc pas compris ? »

La fillette, en tremblant, sortit de sa cachette,
Prit un pain, le plus blanc, du miel, une galette,
Et derrière Jacquet, dans un trouble profond,
Vint montrer au chasseur la rougeur de son front.
« Eh quoi ! dit celui-ci, quelle est donc cette fée ?
Ton titre ? belle enfant ? » Phanette, apostrophée,
De l'appui paternel recherchant la douceur,
Laissa tomber le pain sans répondre au chasseur.
Le carrier l'entoura de ses bras : « C'est ma fille,
Mon seul bonheur ! — Ta fille ! elle est vraiment gentille ! »
Repartit le jeune homme, en enfonçant les dents
Dans le morceau de pain. « Que tiens-tu là dedans,
Fillette ? reprit-il, de l'air le plus affable.
— C'est du miel, du bon miel ! » Elle était incapable
De répondre autre chose et sur un autre ton.
« Ah ! j'adore le miel ! avec quoi le prend-on ?
— Voici ! » murmura-t-elle, offrant une cuillère
Faite en bois d'olivier et de forme grossière.

Le jeune homme, avec grâce, étendit sur son pain
Le liquide odorant, et mangeant à sa faim,

Y joignit tour à tour des figues toutes fraîches,
Des sorbes, du fromage et des amandes sèches.

Tout en engloutissant ce dîner si frugal
Qui lui semblait jamais n'avoir eu son égal,
De son regard superbe il observait Phanette.
Adossée au vieux mur de l'humble maisonnette.
L'enfant, sur l'étranger, n'osait lever les yeux.
Le front presque caché par le bandeau soyeux
De sa luxuriante et brune chevelure,
A peine elle montrait le bas de sa figure,
Et même par instant, pour la couvrir en plein,
Timide, elle y mettait le revers de sa main.
Le jeune homme riait en son cœur du malaise
Qui la rendait encor plus rouge qu'une fraise,
Et son regard charmé, sans trop savoir pourquoi,
Par cette persistance augmentait son émoi :
« Quel est ton nom ? dit-il, enfin, sans préambule,
De cette cruauté n'ayant aucun scrupule.
— Phanette ! » répondit l'enfant timidement.
Le chasseur fit soudain un brusque mouvement.
« Phanette ! » répéta la jeune effarouchée.
L'étranger achevait sa dernière bouchée
Il ouvrit de grands yeux. « Le hasard est fort bon !
Peux-tu m'apprendre, au moins, qui t'a donné ce nom ?

— Non monsieur, » dit l'enfant, avec plus d'assurance,
Sans beaucoup s'étonner de pareille ignorance.
« C'est étrange ! reprit le jeune homme, rêvant.

Sous les pieds de Jacquet le sol devint mouvant,
Il pâlit, il trembla, dans sa crainte et son trouble,
Autour de lui déjà ses yeux y voyaient double.
« Étrange ! » répéta le jeune homme distrait,
De Phanette observant cette fois chaque trait.
« Ta marraine est donc morte ? Et ta mère ? — Ma mère !.. »
La fillette des yeux interrogea son père.
« Je suis veuf, observa Jacquet avec lenteur.
— Suis-je fou !.. » s'écria le jeune visiteur !
Et changeant brusquement de sujet : « Mon brave homme,
Dit-il, est-ce le temps de commencer mon somme ? »

A ce ton dégagé, Jacquet respira mieux.
« Monsieur, répondit-il, d'un ton presque joyeux,
La paille qui vous va bientôt servir de couche
N'aura pas la douceur du miel à votre bouche,
Mais on ne peut offrir que ce qu'on a. L'enfant
A son lit dans la hutte, et moi, le plus souvent,
Je couche ici, dehors, sur le seuil de la porte.
— Je ferai comme toi, mon bon ami, qu'importe !

4

Pourvu que le sommeil s'ajoute à mon repos
Et que demain matin je sois frais et dispos. »

Phanette alla chercher plusieurs bottes de paille,
En plaça sur le sol la hauteur de sa taille,
Et dépouillant son lit d'un couvre-pied fleuri,
Sur la couche, au dehors, l'étendit comme abri.
« Dans les camps on n'a pas de meilleure couchette,
Exclama l'étranger, et souvent on achète
Très cher le doux plaisir d'être si bien servi ! »
En prononçant ces mots, son œil avait suivi
Jusque dans le logis la pauvre jeune fille,
Et parlant à Jacquet ? « Sais-tu qu'elle est gentille,
Fit-il, c'est un trésor qu'il faut savoir garder. »

La porte devant eux se ferma sans tarder,
Et sous un ciel d'azur, sans ombres et sans voiles,
L'étranger s'endormit en comptant les étoiles.
Une seule pourtant vint charmer son sommeil,
Et, gardant à ses yeux tout l'éclat d'un soleil,
Hanta jusqu'au matin, radieuse et muette,
Son esprit ébloui qui l'appela : « Phanette ! »

Le matin, les oiseaux bruyamment s'éveillaient,
Du soleil dans l'azur les premiers feux brillaient,

Bella dans la carrière agitait sa clochette,
Quand le chasseur quitta lestement sa couchette.
Phanette, en entendant ces bruits, entr'ouvrit l'œil,
Se vêtit à la hâte, et parut sur le seuil
Où son père déjà saluait le jeune homme
Qui se flattait gaîment de n'avoir fait qu'un somme.

« Que n'ai-je, ajouta-t-il, le pouvoir d'emporter
Un peu du doux sommeil que je viens de goûter ! »
Il appela son chien Ali, d'une voix forte,
Releva son fusil couché près de la porte,
Et tandis que Jacquet lui montrait de la main
La colline à gravir pour trouver son chemin,
Une dernière fois il salua Phanette,
Qui demeurait debout devant la maisonnette.
Agitant son chapeau d'un geste gracieux,
Dans ce salut banal de la main et des yeux,
Contrairement au vœu de l'enfant de la roche,
Il semblait souhaiter le revoir le plus proche.
Du carrier il serra les mains deux fois encor,
Après avoir tenté de payer de son or
Le charme et le bienfait d'un repos nécessaire.

Le jeune homme en parlant n'était que trop sincère.
Ah ! c'est qu'il emportait de ces rochers déserts

Ce qu'il avait en vain cherché dans l'univers :
Un souvenir aimé, le profil d'un visage
Se détachant au fond d'un rude paysage,
Un œil naïf et pur, un front rouge et charmant,
Un cœur qui devait battre à son premier serment.

Phanette, à son départ, eut un frisson de crainte ;
D'un trouble inconscient subitement atteinte,
Elle baissa les yeux et murmura tout bas :
« Mon Dieu, protégez-nous et ne l'exaucez pas ! »

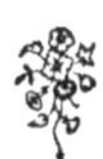

XII

L'automne apparaissait, et sous sa fraîche haleine,
Déjà se dépouillaient les arbres de la plaine.
Gardant leur privilège aux flancs de nos sommets,
Les pins, sous l'aquilon ne s'effeuillant jamais,
Semblaient parler encor de fraîcheur, de verdure,
En dépit du retour certain de la froidure.
Le ciel demeurait pur, mais le soleil sans feu
Ne chauffait plus l'insecte et le papillon bleu ;
Les lézards, sous la roche, engourdis, immobiles,
Ne faisaient plus la guerre aux mouches inutiles,
Et, seuls, quelques oiseaux, guettés par le fusil,
Rappelaient les beaux jours et les chansons d'avril.
Phanette travaillait sur le seuil de la hutte,
Attendant le carrier de minute en minute,
Et surveillant de l'œil, dans le fond du logis,
La soupe encor fumante et le grand plat de riz.
Terrible, aux alentours, flairait le pas du maître ;
Tous les bruits l'agitaient et pour se faire admettre
Au modeste repas, il semblait déployer
Tout l'entrain qu'on peut mettre au devoir d'aboyer.

Le carrier cependant ne se fit pas attendre ;
D'aussi loin que le chien fidèle put l'entendre,
Il courut au devant de lui, leste, joyeux,
Par excès d'amitié devenant ennuyeux.
La table était dressée, et, d'une seule haleine,
Jacquet sans dire mot vida sa jatte pleine ;
La soupe en peu de temps prit le même chemin,
Le riz fut trouvé bon, cuit à point, et le pain
Disparut tout entier entre les dent voraces
Qui d'un plus beau festin n'eussent pas laissé traces.

Phanette souriait d'un pareil appétit,
Auprès duquel le sien paraissait bien petit,
Et, pour ne point rester trop souvent en arrière,
A Terrible, aux aguets, présentait sa cuillère.
Quand il ne resta rien du frugal déjeuner,
Le carrier se leva content, alla donner
Un rapide coup d'œil aux quelques rares plantes,
Son unique jardin, qui croissaient dans les fentes
De l'agreste rocher et, plus heureux qu'un roi,
Qui reprend les labeurs de son superbe emploi,
Il chargea de nouveau son martel et sa pioche,
La pipe entre les dents et la main dans la poche.
Phanette lui cria bonjour de la maison ;
Puis, rentrant au logis, enterra le tison

Qui n'avait pas jeté sa dernière étincelle,
Mit les sièges en place et rangea la vaisselle.
Elle avait à finir deux scourtins pour le soir.
La tiédeur du soleil lui permit de s'asseoir,
A midi, sur le banc, où l'hiver, dès novembre,
Elle allait se blottir en sortant de la chambre.
Les joncs, habilement dirigés par ses doigts,
Formant un rond parfait, s'enlaçaient maintes fois,
Et tandis qu'au travail ses mains étaient actives,
Son esprit, au hasard, flottait sur d'autres rives.

Jacquet dans la carrière était déjà bien loin,
Lorsque sur la colline, elle eut comme témoin
Un homme qui semblait vouloir, coûte que coûte,
Jusqu'au fond du vallon se frayer une route.
Tout en l'observant mieux, Phanette put juger
Qu'à ses yeux ce passant n'était pas étranger.
Légèrement troublée, elle le vit descendre,
Et son regard ne put à la fin s'y méprendre :
C'était le beau chasseur qui, quinze jours avant,
Avait demandé gîte au carrier complaisant.
Il n'était déjà plus qu'à cent pas de la hutte
Et Phanette, en son sein, réprimait une lutte
Entre la raison sage et l'absurde terreur.
Muette, elle attendit. Le chien, en éclaireur,

Vint rôder autour d’elle : « Adieu, gentille hôtesse ! »
Furent les premiers mots lancés à son adresse.
Il n’était plus moyen de rester, cette fois,
En face du jeune homme, immobile et sans voix.
Quand il eut contourné la roche sous laquelle
S’abritait le logis : « Bonjour, Monsieur, dit-elle.
— Je viens rendre visite à mon ami Jacquet,
Entreprit le chasseur, et j’apporte un bouquet
A sa charmante fille, un bouquet de fleurs rares
Dont les carrières sont pour elle trop avares. »

En prononçant ces mots, le visiteur galant
Ouvrit sa carnassière, et, d’un mouvement lent,
En sortit un faisceau de fleurs riches et belles
Qu’avaient su respecter les vents déjà rebelles.
Phanette, aux doux parfums du bouquet ravissant,
Releva cette fois la tête en rougissant ;
Le chasseur put avoir la douce certitude
De son enchantement et de sa gratitude.
Tandis qu’elle admirait les fleurs, sans plus songer
Que sur elle planait un regard étranger,
Raymond, c’était le nom du donateur superbe,
Recevait en bonheur le paîment de sa gerbe.
« Ton père n’est pas là ? » demanda-t-il, enfin.
Au plaisir de l’enfant la question mit fin.

« Mon père ? exclama-t-elle, honteuse du mensonge,
Il dort. — Quoi ! si longtemps son sommeil se prolonge ?
J'aurais voulu le voir avant de m'éloigner. »
Le jeune homme au départ semblait se résigner,
Quand Phanette le vit s'asseoir en face d'elle,
Et, prenant son visage effrayé pour modèle,
Esquisser au crayon rapidement ses traits.

En voyant que Raymond l'observait de si près,
Elle sentit monter le rouge sur sa joue,
Et, telle qu'une enfant espiègle qui joue,
Elle baissa la tête, avec un air boudeur.
L'artiste à son travail était rempli d'ardeur.
« Du courage ! dit-il, j'étais en bonne voie,
Pour faire mieux encore, il faut que je te voie.
Un sourire, un regard, c'est tout ce que je veux.
Allons, poursuivit-il, relève tes cheveux,
Montre-toi gracieuse et telle que je t'aime. »
L'enfant ne bougeait pas et demeurait la même.
Raymond feignit alors de plier son dessin :
« — Je voudrais voir Jacquet, dit-il, avec dessein.
Pourrais-tu l'éveiller pour me rendre service ?
Ou devrai-je moi-même accomplir cet office ?
— Ne le réveillez pas, je vais vous obéir ! »
Dit Phanette, aussitôt se laissant envahir

Par la frayeur de voir sa ruse découverte.
Elle reprit sa pose, et d'une main alerte,
A son œuvre trouvant plus de charme et d'attrait,
Raymond put achever l'esquisse du portrait.
« Quel âge as-tu ? » dit-il, en ajoutant une ombre.
« Des ans, dans la carrière, on compte peu le nombre :
Mon père, dit l'enfant, doit connaître cela.
— Tu dois avoir seize ans ! » Phanette se troubla.
« Comment le savez-vous ? — Eh bien ! je le devine.
Depuis quand de ta mère es-tu donc orpheline ?
On a dû te l'apprendre. — Oh non, je ne sais pas.
Bella fut ma nourrice, et jamais dans ses bras
Une femme ne m'a bercée en mon enfance ;
Un chien dans le danger fut ma seule défense.
— Ton père n'a jamais exprimé le regret
D'être seul à t'aimer ? N'a-t-il point eu sujet
De pleurer quelquefois la perte de ta mère ?
— Je ne me souviens pas ; jamais pareil mystère
N'a flotté sur son front. Il m'a dit seulement
Que ma mère était morte, et j'ai pieusement
Embrassé quelquefois une image inconnue. »

Phanette, au visiteur, répondait ingénue,
Sans pouvoir se douter, dans sa simplicité,
Que son langage était en tous points commenté.

Raymond continua son interrogatoire :
« Ainsi, de tes parents tu ne sais pas l'histoire ?
Ignorant le passé, tu vis au jour le jour,
Et, comme emprisonnée, en ce triste séjour,
Tu laisses s'écouler le beau temps de la vie,
Sans espoir d'avenir, sans joie et sans envie ? »
Phanette l'entendait, mais ne répondait pas.
Songeant à l'éblouir, Raymond reprit plus bas :
« Ah ! si tu connaissais quelle ivresse profonde
On puise chaque jour dans les plaisirs du monde !
Si tu savais comment la ville, loin d'ici,
Au front le plus sévère arrache le souci ;
Si tu pouvais une heure entrevoir ses merveilles,
T'enivrer de ses bruits qui flattent nos oreilles,
T'orner de ses bijoux qu'elle étale à grands frais,
Et te faire admirer au sein de ses palais,
Tu trouverais le sort de celui qui l'habite,
Autrement plus heureux que le tien, ma petite ;
Tu croirais faire un songe, et ton triste réveil
Serait plus sombre, hélas ! que le jour sans soleil.
Ta beauté ne peut pas se flétrir dans cet antre ;
A cette fleur sauvage il faut un autre centre ;
Il lui faut les rayons d'un soleil moins ardent,
Et les soins quotidiens d'un jardinier prudent.
Il te faut, belle enfant, l'amour et la richesse,

Au lieu de ces rochers auxquels ton pied se blesse ;
Pour toi, sont les parfums, les aises du boudoir,
Et non pas ce logis où tu ne peux t'asseoir. »

La pauvre jeune fille écoutait, interdite ;
Aux accents de Raymond son cœur battait plus vite,
Et devant le tableau du mirage trompeur
Son œil s'agrandissait de surprise et de peur.
Son esprit éprouvait de la peine à comprendre
Le sens précis des mots qu'elle venait d'entendre ;
Son trouble n'était pas l'effet de ce désir
Qu'éprouve la jeunesse à l'appel du plaisir ;
Mais la voix de Raymond, son geste, son langage
Avaient intimidé sa nature sauvage,
Et son cœur innocent et pur, sans le savoir,
Ne pouvait se soustraire à ce secret pouvoir.
« Eh bien ! que réponds-tu ? » dit, après un silence,
Le jeune homme croyant sentir son influence.
Dans la simplicité de son cœur ignorant :
« Je n'ai pas bien compris, » fit-elle, en soupirant.
« Tu veux que je te dise encor l'intime joie
Que tu ressentirais en suivant cette voie,
Où l'or, à pleines mains, serait par toi semé ?...
Et puis, ma pauvre enfant, tu n'as jamais aimé ;
Là-bas, tu trouverais l'âme sœur de la tienne,

Un œil qui te contemple, un bras qui te soutienne,
Un ami qui te cherche à toute heure du jour,
Pour tresser ta couronne et te parler d'amour.
Réponds ? Tu m'entends bien, maintenant ? A ton âge,
Paysanne ou princesse, on comprend ce langage ! »

Phanette, cette fois, avait mieux écouté,
Et son cœur soupçonnant toute la gravité
De la séduction : « Moi, quitter la carrière !
Dit-elle, répondant à l'ardente prière,
Mais je ne pense pas qu'on soit heureux ailleurs.
Ici, j'ai mes plaisirs, mes trésors et mes fleurs.
— Là-bas, tu les aurais, et mille autres encore...
— Il peut être, chez vous, un bonheur que j'ignore,
Continua l'enfant, je préfère le mien.
— Tes fleurs, près de mes fleurs, cependant ne sont rien. »
Regarde ! (il lui montrait la liasse coquette
Qui semblait puissamment aider à la conquête)
Soupçonnais-tu qu'il fût un sol assez fécond
Pour imiter ainsi le rouge de ton front ?
Pour créer des parfums doux comme ton haleine ?
Eh bien ! de mon palais si tu devenais reine,
Tout serait embelli de la sorte à tes yeux ;
Oubliant ce rocher, tu te croirais aux cieux !
— Mais je n'ai pas besoin de quitter la carrière

Pour entrevoir le ciel ! Quand je fais ma prière,
Certaines fois, le soir, j'imagine aisément
Que Dieu pour m'écouter descend du firmament.
Ce que je vois alors me semble magnifique :
Ce sont des anges blonds avec blanche tunique.
Vous parlez de richesse ; ils ont de l'or partout !
Ils me montrent des fleurs qui me plaisent beaucoup,
Et je leur vois tresser de splendides guirlandes
Qu'ils portent aux élus, sans doute, comme offrandes. »

Réprimant un sourire alors qu'elle parlait,
Le jeune homme sentit que son espoir croulait.
« Enfant ! » murmura-t-il. Puis s'oubliant lui-même :
« Phanette, souviens-toi, souviens-toi que je t'aime ;
Et qu'un jour, malgré tout, je viendrai t'arracher,
Par le droit de l'amour, à ce triste rocher. »

Phanette sur son banc resta pétrifiée.
Dans l'antre elle se fût soudain réfugiée,
Si Raymond ne l'en eût empêchée aussitôt.
« Ne crains rien, reprit-il, je m'éloigne, il le faut.
Mais sache qu'un destin, plus doux que ceux des anges
Qui dans tes rêves d'or célèbrent des louanges,
T'attend là bas, au sein d'un monde séduisant,
Où de fleurs et d'amour je te ferai présent. »

Phanette, à ces accents, insensible et rebelle,
N'avait dans son effroi jamais été si belle.
Raymond, en lui parlant, pressait sa main si fort,
Qu'elle n'eût pas tenté le plus léger effort
Pour dégager ses doigts d'une semblable étreinte.
Dans son cœur se mêlaient la douleur et la crainte ;
Un orage semblait s'amasser au dedans
Et la parole était captive entre ses dents.
Le jeune homme inquiet respecta sa faiblesse :
« Tu trembles ? lui dit-il, ne crains plus, je te laisse... »
Et son œil moins ardent eut un regard ami,
Où l'amour cette fois ne parlait qu'à demi.
« Adieu ! » fut le seul mot qu'il voulut dire encore ;
Puis son pas retentit sur la roche sonore.
Il s'éloigna.

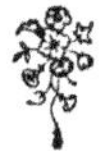

XIII

Le jour touchait presque à sa fin,
Le carrier, de nouveau rappelé par la faim,
A la hutte arrivait le front gai, l'âme forte,
Faisant signe à Phanette assise sur la porte.
Celle-ci tressaillit. Rien n'était prêt pour lui,
Au trouble inconscient les heures avaient fui,
Et la gerbe de fleurs, par le jeune homme offerte,
Embaumait l'air, au loin, pour mieux causer sa perte.
Elle se releva vivement ; mais Jacquet
Venait d'apercevoir le superbe bouquet :
« D'où vient cela ? » dit-il. Ne sachant que répondre,
La pauvre fille alors sentit son cœur se fondre,
Et, tombant dans les bras du carrier interdit,
Se mit à sangloter. Le vieillard attendit,
Anxieux et troublé, la fin de cette crise.
Quand Phanette eut trempé de pleurs sa veste grise,
Et que cent fois lui-même il eut, pour l'apaiser,
Mis sur son pâle front un consolant baiser :

« Conte-moi, lui dit-il, tranquille en apparence,
D'où te viennent ces fleurs ? » Avec pleine assurance,
L'enfant, cette fois-là, répondit sans rougir.
Dans le cœur de Jacquet commençait à mugir
Un premier vent d'orage. « Et pourquoi tant de larmes ?
Reprit-il en cherchant à cacher ses alarmes.
— Hélas ! je ne sais pas ce qui me trouble ainsi :
Vous sentir près de moi, n'être plus seule ici...
Je crois que ces parfums m'ont alourdi la tête.
Et puis, de mon travail, ce monsieur m'a distraite... »
Le carrier frissonna : « Que t'a-t-il raconté ? »
Hasarda-t-il encore avec sérénité ?
« Sa langue, voyez-vous, n'est pas du tout la nôtre,
Dit Phanette, essuyant ses yeux l'un après l'autre.
Il m'a fait un discours, sans doute avec talent,
Mais à le bien saisir mon esprit était lent ;
C'était une musique assez douce à l'oreille,
Mais je n'avais jamais entendu la pareille.
Est-ce vrai que la ville a toutes ces splendeurs ?
Rien ne vaut les beautés de la colline en fleurs !
Vous ne m'aviez pas dit qu'il fût d'autres richesses
Et je n'ai pas pu croire à toutes ces promesses. »

Phanette, sans détour, parlait à cœur ouvert.
Mais du vieux travailleur le front s'était couvert.

Il se leva tremblant, et cachant son visage :
« Ah! maudit soit ce jour! Je manque de courage! »
Murmura-t-il, honteux des larmes qu'il versait.
Auprès de lui déjà Phanette s'empressait.
« Mon père, qu'avez-vous ? qu'ai-je donc fait, mon père ?
— Tu l'aimes ? cria-t-il d'un ton rude et sévère ;
Sa présence te charme, et tu ne songes pas
Que c'est mettre à chaque heure un danger sous tes pas.
Oh ! malheureuse enfant ! innocence terrible
Qu'on séduit par des mots, qui croit à l'impossible !
Quel trouble douloureux as-tu donc ressenti ?
Quel rêve as-tu formé depuis qu'il est parti ?
Il voudrait t'arracher, pauvre fleur, à la terre
Où tu vis inconnue, heureuse et solitaire ;
Il t'a dit que la ville offrait de doux plaisirs
Et ton âme a soudain connu d'autres désirs.
Crois-tu qu'il se souvienne, en quittant cette roche,
Que ton nom est sans tache et ton cœur sans reproche ?
Il en est des milliers qui lui conviennent mieux,
Là-bas, dans la cité, qu'il retrouve joyeux.
Il vint auprès de toi pour dissiper une heure,
Et ce soir, en rentrant dans sa riche demeure,
Il contera, volage, à d'autres, ton amour.
J'aime mieux que le roc m'écrase dès ce jour,
Plutôt que de te voir le jouet de cet homme.

Sans connaître son rang, ni comment il se nomme,
Je n'ose plus songer à lui de peur d'avoir
Trop de haine profonde et d'affreux désespoir ! »

Ces mots furent suivis d'un pénible silence.
Jacquet n'avait jamais montré tant d'éloquence ;
Mais Phanette, confuse et surprise à la fois,
Avait baissé la tête et demeurait sans voix.
Ému de sa tristesse, il se rapprocha d'elle
Et son langage prit une forme nouvelle :
« Si ton cœur a besoin d'un appui maintenant,
S'il te faut un ami, mieux que moi prévenant
Tes rêves, tes désirs, ta naïve espérance,
N'égare pas si loin, enfant, ton ignorance.
Choisis, dans la montagne, un joyeux compagnon
Qui t'offre, sans détour, modestement son nom ;
Qui, vivant de ses bras, parle notre langage,
Aime notre carrière, et te donne pour gage
Une amitié sincère et profonde avant tout.
Tu me rassurerais, vois-tu, si tout à coup
Tu me disais : « J'ai vu ce compagnon fidèle,
Un jour, en poursuivant une sombre hirondelle ;
Il aime notre ciel, nos pins, notre vallon,
Le chant de la cigale et celui du grillon ;
Il conduit quand il faut ses moutons et ses chèvres,
La franchise au regard et le bon rire aux lèvres ! »

Jacquet allait poursuivre et sur le même ton ;
Phanette releva vivement son menton
Piteusement caché dans son fichu de laine,
Et rouge de bonheur, s'écria d'une haleine :
« J'ai vu ce compagnon, et je l'ai cet ami ! »

Le carrier, stupéfait, ne la crut qu'à demi ;
Mais parlant de manière à dissiper son doute,
L'enfant lui dit comment, un matin, sur la route,
Elle avait rencontré le pasteur complaisant
Qui, fidèle au service offert chemin faisant,
Lui portait sans manquer jamais, chaque semaine,
Le sparte nécessaire à la tâche prochaine.
« Depuis, dit-elle, autant qu'on peut s'en soucier,
J'ai songé maintes fois à le remercier ;
J'ai guetté le buisson qui nous sert de cachette ;
Alentour, j'ai flâné d'une allure discrète,
A toute heure du jour j'y suis allée enfin,
Jamais à mon projet je n'ai pu mettre fin.
Ce zèle à me servir en dépit de moi-même,
Ne serait-ce donc pas une preuve qu'il m'aime ? »

Jacquet resta muet. Insensible, d'abord,
Il avait écouté Phanette sans effort,

Croyant que son aveu recélait une ruse,
Ou du moins, de sa part, une innocente excuse.
Devant la vérité se montrant tout à fait,
Pâle, le regard fixe, il resta stupéfait !
Une rumeur jalouse éclatait dans son âme,
Au moment de répondre à l'enfant déjà femme.

Donner, perdre sa fille, injustice du sort !
C'était pour lui le vide, et l'absence, et la mort.
C'était livrer d'un coup, son unique richesse
Et vouer aux regrets les jours de sa vieillesse !
Et pourtant, la donner à ce bon chevrier
Qui comme lui, vivait au pays du laurier,
Qui ne rougirait pas de l'appeler son père,
Ce n'était pas la voir partir, en étrangère,
Au bras d'un séducteur qui, pour prix d'un trésor,
Lui jetterait peut-être à la face un peu d'or.
La lutte fut secrète et d'autant plus terrible.
Jacquet envisagea son malheur, impassible :
C'était de tous côtés pleurs et déchirement.
Il pensa qu'il était le père seulement,
Et d'une voix émue, à Phanette attentive :
« Si dans huit jours encor ce projet te captive,
Nous irons, lui dit-il, nous enquérir tous deux
Si l'amour du berger correspond à tes vœux.

XIV

Novembre, à son réveil, jetant un cri de fête,
Disputait aux frimas la place déjà faite,
En faisant pressentir ce temps doux et certain
Qu'on appelle en Provence : été de Saint-Martin.
Point de nuage au ciel, une calme atmosphère ;
Les feuilles aux rameaux n'ayant plus rien à faire,
Tant le soleil est bon à qui peut l'aspirer ;
La brise presque fraîche, et pour vous attirer :
Un sentier bien battu, sans verglas, sans ornières !
Bienheureuse saison dont les flammes dernières
Colorent la nature avec des reflets d'or,
Raniment notre cœur et le font battre encor !

Phanette, par son père, avec l'aube éveillée,
S'était en se levant proprement habillée.
Sa jupe de drap vert, son fichu de coton,
Son petit bonnet blanc noué sous le menton,
Lui donnaient un faux air de belle paysanne.
Jacquet parut content.

En quittant la cabane,
Sans se parler, tous deux marchèrent longuement.
La fillette ignorait encor le sentiment
Qui lui faisait choisir une nouvelle voie :
Ce n'était pas d'amour, ce n'était pas de joie
Que son sein palpitait en cheminant. Son front
Ne portait pas non plus un souci très profond,
Et son œil souriant ne cachait point de larmes.
Mais c'était simplement comme une vague alarme,
La peur de l'inconnu, mystérieux soupçon,
Qui, sans rien dévoiler, provoque le frisson.
Elle allait revoir Jean, lui parler, le connaître,
Et, tout en lui disant : « Merci » l'aimer peut-être !...
Elle le désirait ardemment cet amour,
Dans l'espoir qu'il serait bien payé de retour,
Et surtout en songeant qu'il serait sa défense
Si quelqu'autre jamais lui faisait une offense.

Ils avaient près d'une heure arpenté les ravins,
Suivi d'étroits sentiers parmi les romarins,
Fait rouler sous leurs pieds des cailloux au passage ;
Ils avaient admiré l'étrange paysage,
Formé par le ciel bleu, la mer, dans le lointain
Qui moutonnait blanchâtre aux brises du matin ;
Les sommets dépouillés des collines désertes

Où de maigres buissons, comme des taches vertes,
Ressortaient sur un sol calcaire et rocailleux,
Quand, au bout d'un chemin montant et graveleux,
Le carrier s'arrêta comme pour prendre haleine.
D'une émotion triste il avait l'âme pleine,
Et du geste indiquant un hameau près de là,
En regardant sa fille, il dit : « Nous y voilà ! »
Dans un riant vallon entre les deux montagnes,
Carnoux modestement étalait ses campagnes.
Et parmi la verdeur des vignes et des bois
Quelques fermes montraient le rouge de leurs toits.

Phanette chérissait cette nature agreste ;
Sur ce sol dépouillé son pas était plus leste,
Et son cœur bondissait de joie en le foulant.
Elle considéra ce spectacle en tremblant,
Et prise d'un élan d'amour involontaire
Pour ce lieu retiré, cette sauvage terre,
Où le destin semblait l'enchaîner à jamais,
Sa voix d'un cri joyeux salua ces sommets.

Du chevrier on vit bientôt la maisonnette,
Et le sang bouillonna dans le cœur de Phanette
Quand Jacquet sur le seuil héla les habitants.
L'un et l'autre devaient, dès les premiers instants,

Juger l'impression faite par leur venue,
Afin de s'éviter une déconvenue
Si l'accueil n'était pas conforme à leur projet.
Mais Jacquet abordait à peine son sujet,
Qu'un bon vieillard, courbé sous le fardeau de l'âge,
Avec émotion, l'embrassait au visage,
En lui disant : « C'est Dieu qui vous conduit vers nous. »
Une fillette brune, au teint mat, aux yeux doux,
S'était jetée au cou de Phanette étonnée,
En l'appelant déjà sa grande sœur aînée,
Et le chien du foyer, caressant et soumis,
Léchait les vêtements de ses nouveaux amis.
« Ah ! reprit de nouveau le vieux à barbe blanche,
Pour mon brave petit, pour Jean, quel beau dimanche !
Depuis qu'il a trouvé votre fille en chemin,
Il en rêve, monsieur, jusqu'à perdre la faim.
Rien ne lui fait plaisir que de nous parler d'elle.
C'est pourquoi je connais déjà mademoiselle,
Ses yeux bleus, sa tournure et sa voix de pinson.
Allez, je sais cela bien mieux qu'une leçon.
— Et moi, dit l'enfant brune, en surveillant la porte,
Je sais qu'en déposant le sparte qu'il vous porte,
Il s'est caché souvent des heures pour vous voir.
Nous feignons tous ici de ne pas le savoir.

Phanette, à ces discours, rougissait sur sa chaise,
Mais elle n'était pas confuse et mal à l'aise,
Tant l'accueil était franc, naïf et chaleureux.
Le carrier subissait cet ascendant heureux ;
Avec l'orgueil d'un père il regardait sa fille,
Et de son but secret instruisit la famille.
« — Puisque votre fils Jean, dit-il, met son bonheur
A ce vif sentiment qui nous fait trop d'honneur,
Je vous dirai, Monsieur, que Phanette elle-même
A trouvé votre fils à son goût... qu'elle l'aime. »
Ces mots furent reçus avec un vif transport.
« Si c'était autrement notre Jean serait mort,
S'écria le vieux père, en embrassant Phanette ;
Allez, c'est un garçon travailleur, bon, honnête,
Lequel, s'il a du cœur, ne manque pas d'esprit. »

Comme il disait ces mots, la porte s'entr'ouvrit :
C'était Jean ! Il rentrait de quelque promenade
En plein air, convenant à son troupeau nomade,
Et les yeux éblouis par l'éclat du grand jour,
Dans l'ombre ne vit pas l'objet de son amour.
La jeune fille avait tressailli tout de même
Devant le dénoûment de cette heure suprême ;
Mais la sœur du jeune homme avait joyeusement
Pris la main de son frère, et tout naïvement :

« Sans toi nous avons fait de l'ouvrage, dit-elle,
Voilà ta fiancée ! » Une surprise telle
Devait asssurément troubler un amoureux.
Il recula d'un pas, rempli d'un doute affreux :
« Mon fils, dit le vieillard, devinant sa pensée,
Madeleine a raison, c'est bien ta fiancée,
C'est la fille aux yeux bleus dont tu rêves le soir,
Qui dans notre foyer en reine vient s'asseoir. »

Jean était devenu tout pâle. La lumière
Se faisait dans son cœur, comme sous sa paupière ;
L'espérance et la foi dans son âme avaient lui ;
Il aperçut Phanette à quelques pas de lui,
Et comme dans son rêve il se rapprocha d'elle,
Lui promettant tout bas d'être un ami fidèle.
Le carrier, à son tour, serra les mains de Jean
Qui, ne modérant pas cette fois son élan,
Avec effusion l'embrassa comme un père.
Madeleine, déjà , souriante et légère,
Avait pris dans l'armoire un flacon de vin blanc
Et versait à longs traits le liquide excellent.
« — Fort bien ! cria l'aïeul, buvons, trinquons ensemble,
Il faut ainsi fêter ce jour qui nous rassemble. »

On but et l'on jasa gaîment et sans souci.
Phanette à l'entretien prenait plaisir aussi.

Tous les sujets étaient intéressants pour elle :
Des chiens du voisinage on contait la querelle ;
De deux coqs en furie on vantait la vigueur ;
Ou bien l'on mesurait, en esprit, la longueur
De tel ou tel chemin pour trouver la carrière.
Et cela l'enchantait, ainsi qu'une écolière
A qui l'on parlerait de ce qu'elle sait bien.
De la charmer encor Jean trouva le moyen.
Il conduisit ses pas jusqu'à la bergerie
Où son troupeau, sujet à la mutinerie,
Frappait de ci de là les murs trop exigus.
Pour contenter Phanette il n'en fallait pas plus ;
Voir, toucher, caresser le dos soyeux des chèvres,
Avoir pour les dompter quelque doux nom aux lèvres,
Jouer avec chacune et se faire obéir,
Ce fut pour la journée un suprême plaisir.

Le chevrier, avant de clore la visite,
Chercha dans le troupeau sa bête favorite :
Le petit faon, jadis couché sur le chemin.
Il l'attira vers lui, le flatta de la main,
Autour du cou lui mit collier à sonnette,
Et le crut digne ainsi d'être offert à Phanette.
Celle-ci, tout d'abord, rougit en refusant ;
C'était chose pour elle étrange qu'un présent ;

Mais Jean lui fit comprendre avec un zèle extrême
Que l'on accepte tout d'un fiancé qu'on aime.
Aussi, quand elle eut pris le chevreau comme sien,
Le jeune homme, tout fier, pensa qu'on l'aimait bien.
Il fallut se quitter pourtant, avec promesse
De se voir le dimanche au sortir de la messe,
De déjeuner ensemble et de célébrer mieux
Le projet qu'accueillaient si bien jeunes et vieux.

L'adieu fut long, bruyant et gai plutôt que tendre,
Le revoir était proche, il fut doux de l'attendre.

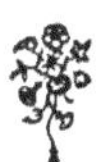

XV

Le dimanche suivant eut sa part de gaîté.
Pendant la messe, ainsi qu'on l'avait projeté,
On se revit au sein du pieux édifice
Où les plus matineux assistaient à l'office.
Puis, sur la vieille place, on s'aborda joyeux,
Les mains serrant les mains, les yeux cherchant les yeux.
On fit en babillant tout le tour du village,
Et l'on vint échouer enfin sur une plage
Où les flots se mouraient en léchant les galets.
Un pêcheur, près de là, ramenait ses filets,
Paraissant regretter qu'une mer aussi belle,
A livrer ses trésors fût déjà si rebelle.

« Holà ! lui cria Jean, pouvez-vous nous porter ? »
En barque tous les cinq bientôt purent monter,
Confiant sans frayeur leur destin au pilote.
C'était un vieux marin, ayant servi la flotte,
Amoureux de la mer, malgré ses soixante ans,
Comme on l'est d'une fille adorable au printemps.
Désirant, avant tout, plaire à sa clientèle,
Il exhiba d'abord son savoir devant elle.

En ramant, il chanta quelque couplet ancien,
Appris je ne sais plus sous quel méridien,
Et sa voix, se mêlant au murmure de l'onde,
Semblait aux voyageurs parler d'un autre monde.
Phanette ressentit plus que tous cet effet.
Le silence au refrain brusquement s'était fait,
Et son âme rêveuse en put goûter le charme.
Il semblait renfermer une plainte, une larme,
Qui, s'unissant au bruit des rames sur les flots,
Arrivaient à son cœur ainsi que des sanglots.

Devant pareil succès, sans crainte et sans réserve,
Longuement le pêcheur laissa jaillir sa verve,
Et fit revivre ainsi quelques refrains aimés,
Que les cinq auditeurs écoutèrent charmés.

Mais la côte et le port s'enfuyaient avec l'heure.
L'onde était plus limpide et la brise meilleure ;
On mouillait à plaisir son visage et sa main
Dans l'écume du flot qu'on laissait en chemin ;
Les algues en rubans flottaient à la surface ;
La barque, d'un sillon, montrait au loin la trace ;
De petits poissons bleus couraient entre les eaux
Sur lesquelles planaient quelques rares oiseaux,
Non pas des goélands présageant la tempête,

Mais quelques passereaux attardés à la fête
Où, chez nous, les avait conviés le printemps.
L'air salin de la mer, depuis quelques instants,
D'un robuste appétit révélant l'existence,
Faisait aux estomacs regretter l'abstinence.

« Je sais, dit le pêcheur, une auberge à Cassis,
Comme on n'en trouve pas bien loin dans le pays.
On vous y servira d'excellente *bourride*,
Des coquillages frais, et le meilleur liquide
Qu'a produit, l'an dernier, le raisin du terroir,
Et l'hôtesse, de plus, est agréable à voir.
« Allons ! » répondit Jean, goûtant la perspective
D'un semblable régal, et, sans alternative,
Ils convinrent en chœur de revenir au port.
Le pêcheur fit tourner le canot sans effort,
Et vers le riant golfe où se baigne la ville
Le flot reconduisit la nacelle fragile.

Sur le quai, déployant leurs grâces au soleil,
Les filles du pays, œil noir et teint vermeil,
Bras dessus, bras dessous, se promenaient en groupes.
Les plus jeunes garçons, sautant dans les chaloupes,
Sans crainte du danger, poussaient de joyeux cris.
Les vieillards entr'ouvraient la porte du logis

Pour laisser pénétrer le rayon et la brise.
Les travailleurs, que le dimanche favorise,
· Buvaient au cabaret l'absinthe et le sirop ;
Les femmes, au-dedans, ne s'ennuyaient pas trop ;
Car, à travers la vitre, en préparant la soupe,
Elles suivaient d'un œil satisfait chaque groupe
Des filles en toilette et des maris contents.

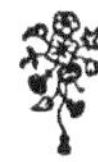

XVI

Au retour, le pêcheur avait mis peu de temps.
L'amarre fut jetée, et dans une seconde,
L'habile matelot eut débarqué son monde.
L'auberge désignée était à quelques pas ;
Jean commanda sur l'heure un excellent repas.
L'appétit redoubla devant la bouillabaisse
Qu'aussitôt apporta la fille de l'hôtesse ;
Le civet de lapin, au laurier parfumé,
Trouva chaque convive un peu moins affamé ;
La salade aux chapons eut encore sa place
Et calma tout à fait leur appétit vorace.
Au dessert, les marrons, arrosés de vin blanc,
Furent considérés comme un mets excellent.
Enfin, quand le café fut porté sur la table,
On crut au complément d'un festin véritable.

Phanette s'étonnait devant pareil gala,
Car, pour elle, c'était du nouveau tout cela.
La nappe en fil écru, la vaisselle fleurie,
Les couverts en métal, singeant l'argenterie ;

Les verres sonnant faux, bizarrement taillés,
Les couteaux façonnés, mais quelque peu rouillés :
C'était le dernier mot de l'art dans le service,
Pour une enfant, comme elle, à ce luxe novice.

Jean se sentait joyeux du plaisir qu'elle avait ;
Il se montrait aimable autant qu'il le pouvait,
Garnissait son assiette et remplissait son verre,
Ramassait son mouchoir quand il tombait à terre,
Et lui poussait le pied quelquefois à dessein.
Mais le fameux repas touchait presque à sa fin,
Et nul n'avait encor parlé de mariage.
L'aïeul fut le premier à tenir ce langage :
« Monsieur Jacquet, dit-il, d'un ton moitié plaisant,
C'est à nous de traiter notre affaire à présent.
Par l'amour, la besogne est presque déjà faite,
Mais il faut ajouter quelques mots à la fête :
Ceux qu'en homme d'honneur on dit en pareil cas.
Jean regarda Phanette et lui parla tout bas.
Jacquet avait compris que l'heure était venue
De donner sa parole, et grave, tête nue,
De l'union prochaine il bénit le projet.
L'aïeul en fit autant, et, sur ce doux sujet,
On trouva le moyen de jaser plus d'une heure.

Il fut temps à la fin de gagner sa demeure.
Le chemin était long, mais le ciel était beau ;
La mer offrait à l'œil un superbe tableau
Que la côte encadrait d'une verdure agreste.
Les jeunes avaient pris les devants d'un pied leste,
Ce qui leur permettait de s'arrêter un peu
Pour suivre le soleil dans sa chute de feu.

Jean, tout en cheminant, était devenu tendre ;
Provoquant un aveu qu'il eût aimé d'entendre,
Il disait à Phanette, en lui pressant le bras,
Une foule de mots qu'elle n'écoutait pas.
Le murmure des pins la charmait davantage
Que les accents émus de ce nouveau langage,
Et l'étoile naissant en un ciel vaporeux
L'attirait plus encor qu'un regard amoureux.
La carrière bientôt montra sa crête aride.
Le jour avait baissé, l'air devenant humide
Cachait sous un brouillard le vallon tout entier.
Jean s'arrêta muet au détour du sentier
Où Phanette et Jacquet disparurent dans l'ombre.
Il écouta, suivit leurs pas d'un regard sombre,
Le cœur déchiré par la séparation.
Mais Phanette n'eut pas la pénétration

Qui convient à l'amour, et Jean, dans sa tristesse,
Ne fut pas escorté par un mot de tendresse...

Cette nuit-là, le vent ne cessa de gémir.
La fille du carrier eut peine à s'endormir,
Non point que de bonheur son âme fût ravie,
Mais parce qu'un remords, le premier de sa vie,
Hantait sa conscience et troublait son repos.
Les caresses de Jean, ses amoureux propos,
Gardaient en sa mémoire un ton de doux reproche,
Ainsi que les échos éloignés d'une cloche
Dont on a méprisé le généreux appel.
Cependant l'avenir, le bonheur mutuel,
Devaient être fondés sur ces douces paroles.
Ce n'étaient pas des mots, ni des aveux frivoles,
Le cœur dans ces serments ne pouvait pas mentir,
Puisqu'une loi bientôt devait les garantir.
Mais, hélas ! plus Phanette avait la certitude
Que Jean ne mentait pas, plus son inquiétude
Prenait l'intensité du remords importun.
L'union projetée, agréable à chacun,
Devait-elle laisser son âme indifférente ?
Elle eût voulu sentir la flamme dévorante
De cet amour dont Jean paraissait animé ;
Elle aurait désiré que son cœur, transformé,

Éprouvât des ardeurs qu'elle ignorait encore,
Afin de les pouvoir confier, dès l'aurore,
A celui qui comptait sur son attachement ;
Mais on ne force pas ainsi son sentiment.
On ne dit pas, non plus, qu'on aime avec délire,
Quand la simple amitié seulement vous inspire.
Phanette s'était tue, et pour sa bonne foi
Ce silence d'un jour n'était pas une loi.
La réciprocité d'un sentiment sincère,
Pour le bonheur commun, lui semblait nécessaire,
Et comme dans son cœur l'amour ne germait pas,
Croyant être coupable, elle en souffrait tout bas.

Le lendemain, l'orage amassé dans la nue
De l'inflexible hiver annonça la venue.
Des sentiers inondés, emportant les débris,
Les torrents, tout le jour, roulèrent des flots gris ;
La foudre ne cessa de gronder dans l'espace
Et Phanette, écoutant sa terrible menace,
Pâle, sous l'éclair sombre illuminant le ciel,
Ne put pas retrouver son calme habituel.

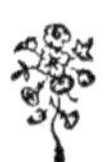

XVII

Au sein d'une demeure autrement confortable
Que celle où le carrier, en se mettant à table,
Sentait l'eau des parois, ce jour-là, le mouiller,
Le beau Raymond, cherchant en vain sur l'oreiller
Le repos qui fuyait ses sens, rêveur et pâle,
Dans un coquet miroir encadrait son front mâle,
Disant : « Un jour encore et j'y perds la santé ! »
Puis, sur la frêle table en bois rare, sculpté,
Qui lui servait le soir à déposer sa lampe,
Pour lire longuement, la main contre la tempe,
Avec force il frappa du poing à l'ébranler,
Murmurant sourdement : « C'est assez reculer ! »

Sous la voûte sonore, au fond du vestibule,
Huit heures du matin sonnaient à la pendule.
Le jeune homme sauta de son lit sans tarder,
Brossa ses cheveux noirs et, sans se faire aider,
Acheva sa toilette en moins d'une minute.
Quelques instants après, plus ferme pour la lutte,

Il rentrait chez sa mère et lui parlait ainsi :
« A vaincre cet amour je n'ai pas réussi,
Ma mère ; je le sens, c'est cette fiancée
Dont vous entreteniez, tout jeune, ma pensée ;
C'est cette douce enfant que vous aimiez déjà
Quand de sa perte, hélas ! le ciel vous affligea ;
C'est bien le même nom, c'est le même visage,
Dont vous avez gardé dans votre cœur l'image ;
C'est le trésor perdu, c'est le trésor rêvé,
Qu'au milieu des rochers, là-bas, j'ai retrouvé.
Puisque Dieu me la rend, c'est pour que je la prenne,
L'amour m'a dirigé, mais le devoir m'entraîne.
Il faut aider Phanette à retrouver son rang,
Confondre l'imposteur qui lui sert de parent,
Et lui faire une place à notre foyer même...
Peut-être alors pourrai-je avouer que je l'aime,
Et façonnant bientôt sa nature à mon gré,
J'en ferai votre fille et je l'épouserai. »

La mère de Raymond, inquiète et pensive,
Éprouvait à l'entendre une émotion vive.
Si sa crédulité semblait avoir grandi,
Elle n'approuvait point un projet si hardi.
Ce rêve était pour elle une étrange chimère
Que devait repousser la raison d'une mère,

Quoiqu'il fit en secret battre son cœur plus fort.
« Mon fils, dit-elle, enfin, réprime ce transport,
Refoule un tel désir, la sagesse l'ordonne,
Car c'est un fol espoir que ton amour te donne.
Jette un voile d'oubli sur cette vision
Qui promet à ton cœur la désillusion.
— Je ne demande pas autre chose à cette heure
Que de vous amener au seuil de sa demeure,
Dit Raymond ; puissiez-vous la voir et lui parler
Un instant, cela seul pourra me consoler.
— Eh bien ! je te suivrai, dit la mère, à voix basse,
Avec un long soupir, montrant qu'elle était lasse
De lutter si longtemps pour un pareil objet.
Mais nous n'aborderons jamais plus ce sujet
Si ta croyance est vaine, ou qu'il soit impossible
De fournir à l'appui quelque preuve sensible.
— J'y consens ! s'écria le jeune homme, venez !
Mon bonheur est certain si vous vous souvenez ! »

A midi, deux chevaux fringants, traînant calèche,
Brûlaient le sol pierreux, humaient la brise fraîche,
Et dans leur trot rapide, emportaient vers Cassis
Deux voyageurs, au fond de la voiture assis.

XVIII

La route de Marseille à Cassis est étrange ;
Aux plus grands jours d'orage on n'y voit point de fange,
La pente étant rapide et le terrain pierreux.
L'eau s'écoule à la mer par mille sentiers creux
Qui deviennent alors des torrents redoutables.
Tout d'abord, deux ou trois villages respectables,
Dont l'un plus haut dans l'air élève son clocher,
Offrent au voyageur, fatigué de marcher,
Le repos nécessaire et la boisson tonique.
Alors, s'échelonnant sur une voie unique,
Ce sont quelques maisons de plaisance ou chalets,
Des villas sous l'ombrage entr'ouvrant leurs volets,
Sur leur fronton blanchi portant des noms bizarres.
Les traces de la vie ici deviennent rares
Et le chemin montant se creuse dans le roc.
De la dernière ferme on n'entend plus le coq,
Plus de champs labourés, de fruits, ni de culture :
De la Gineste c'est la sauvage nature,
La sauvage nature avec tous les attraits
Dont l'agreste Provence a gardé les secrets.

Aussi vert qu'au printemps, vers la fin de l'automne,
Incliné sous un vent plaintif et monotone,
Le pin mélancolique y murmure ses chants ;
L'humble thym, ignorant ses charmes attachants,
Y croît silencieux en mordant la poussière ;
La lavande y fleurit, et la pâle bruyère,
Aux fentes de la roche, étale ses bouquets ;
L'abeille, conviée au plus doux des banquets,
Dans ce coin odorant avec ardeur butine ;
La cigale, en chantant, fidèle à sa routine,
Sussure le même air sans jamais se lasser,
Et l'oiseau voyageur qui ne fait que passer,
Se jouant un instant dans un rayon solaire,
Ivre de liberté, jette une note claire.
L'horizon se découvre, et le vaste bassin
De la mer découpée étale son dessin.
A ce point de la route un nouveau cri s'échappe !
On voudrait au voyage ajouter une étape,
Pour jouir pleinement du merveilleux tableau
Qu'offre l'immensité de l'espace et de l'eau.

Cassis reste caché sur le bord de la côte ;
Mais au lointain, déjà, sur la plaine assez haute,
Une verte colline, aux élégants contours,
Montre ses flancs boisés et son dos de velours.

Comme un nid de colombe, un coquet ermitage
Expose sa blancheur au-dessus du feuillage,
Tandis que dans le bas serpente un long ruban
Conduisant au quartier qu'on appelle : le Plan.

La colline opposée offre un triste contraste :
La croupe en est plus haute et le versant plus vaste,
Et l'œil la confond presque avec les sommets gris
Qui bornent en ce point l'horizon du pays.
A défaut de culture, on y trouve des pierres ;
C'est là qu'à ciel ouvert on creuse des carrières,
Et ce fut aussi là que nos deux voyageurs
Portèrent tout d'abord des yeux observateurs.
« Mère, cria Raymond, la rougeur au visage,
Indiquant ce côté triste du paysage,
Songez donc qu'elle vit au fond de ces rochers,
Que ses charmes y sont toujours restés cachés ;
Qu'elle est à tout jamais vouée à la souffrance,
Et qu'un seul mot de vous sera sa délivrance.
« Peut-être ! » murmura la vieille dame ayant,
Avec plus de sagesse, un cœur moins confiant.
Raymond ne chercha pas à réfuter ce doute ;
On approchait d'ailleurs du terme de la route.
Près de là, débouchait un sentier fort étroit,
Et l'on dut mettre pied à terre en cet endroit,

Pour gravir la colline et la descendre ensuite.

La mère de Raymond, habilement conduite,
Parvint sans trop de peine au versant opposé.
L'abri que dans le roc Jacquet s'était creusé,
Au tournant du vallon, allait frapper sa vue,
Lorsqu'elle se sentit étrangement émue.
Dans le ciel orageux un lumineux éclair
Au-dessus de sa tête avait sillonné l'air ;
Le vent, qui gémissait comme une plainte sourde,
Venait de secouer l'atmosphère plus lourde.
Un grondement lugubre et tel qu'un choc d'airain
Avait de la carrière ébranlé le terrain,
Tandis qu'un sombre oiseau, du plus mauvais augure,
Déployait tout à coup sa sinistre envergure.
La vieille dame eut peur, non point des éléments,
Mais de l'abîme ouvert à tous ses sentiments,
Alors que l'éclair sombre avait jeté sa flamme.
Cet orage semblait le prologue d'un drame
Qu'avait autorisé son cœur trop imprudent.
Dieu ne voulait-il pas l'avertir en s'aidant
De la foudre du ciel pour arrêter sa marche ?
Assurément c'était une folle démarche
Que sa faiblesse allait tenter sans résultat.
N'osant point avouer le douloureux état

Dans lequel son esprit se trouvait à cette heure :
« Est-ce encore bien loin que cet homme demeure ? »
Dit-elle, il ne faut pas s'aventurer ici,
Le ciel est menaçant.

        « Approchez, c'est ici ! »
Repartit le jeune homme...

        Un flocon de fumée
S'échappait en effet de la hutte fermée,
Indiquant sa distance à moins de trente pas.
« Prudence ! murmura la mère, il ne faut pas
Qu'on puisse se douter du but de ma visite. »
Il fallut composer un visage au plus vite ;
Car Terrible accourait en gardien vigilant,
Et Jacquet entr'ouvrait sa porte en le sifflant.
Dès qu'il eut aperçu Raymond dans la carrière,
Le vieillard tressaillit, fit un pas en arrière,
Songeant à refuser son hospitalité ;
Mais lui tendant la main avec aménité,
Comme pour dissiper tout reste de colère,
Le jeune homme déjà lui présentait sa mère.

Devant pareil honneur, le carrier, interdit,
Bégaya quelques mots qu'à peine on entendit ;
Car, survenant après une lueur soudaine,
Un bruyant coup de foudre éclata dans la plaine.

                7

Cinq ou six gouttes d'eau tombant fort à souhait :
« Ma mère, abritez-vous ! » dit Raymond, inquiet.

Au dedans du logis, Phanette, sans courage,
Avait continué lentement son ouvrage,
Ne distinguant d'abord qu'un bruit confus de voix.
Il arrivait, d'ailleurs, à Jacquet maintes fois
D'indiquer aux passants un chemin praticable ;
Mais l'accent de Raymond était reconnaissable ;
Dès qu'elle l'entendit, Phanette sursauta,
L'aiguille dans sa main brusquement s'arrêta,
Et debout, bras pendants, pâle comme une morte,
Dirigea ses regards effarés vers la porte.
D'un geste machinal, Jacquet, à ce moment,
S'effaçait sur le seuil, cédant au mouvement
Qu'avait fait pour entrer la noble visiteuse.
Sous le vent du dehors une lueur douteuse,
Du foyer presque éteint, en tremblant s'échappa,
Et, donnant un faux jour à la hutte, frappa
D'un reflet plus blafard le teint mat de Phanette.

La mère de Raymond, immobile et muette,
A cette vision se sentit défaillir...
L'image que son cœur gardait, sans la vieillir,
Qu'un souvenir constant faisait revivre en elle,

Se parait à ses yeux d'une forme nouvelle,
Et vivante, cachée au fond d'un antre obscur,
Lui jetait les rayons de son grand œil d'azur.
« C'est elle ! » murmura tout bas la vieille dame.
Raymond avait compris le trouble de son âme,
Et jetant au carrier un regard triomphant :
« Jacquet, lui cria-t-il, ce n'est pas votre enfant !... »
. . . .

La dénégation si brusque, si formelle,
D'une paternité de hasard, en laquelle
Il avait mis sa vie et son dernier espoir,
Atteignit le brave homme en plein cœur. Le pouvoir
De nier lui manqua dans sa douleur poignante,
Et debout, immobile, ainsi que dans l'attente
D'un châtiment subit que l'on a mérité,
Il regarda Raymond d'un œil épouvanté.
Phanette s'élança comme pour le défendre :
« De vos bras, cria-t-elle, ils veulent donc me prendre ?...
N'est-il pas une loi qui peut nous protéger ? »

Jacquet n'avait jamais prévu pareil danger...
Il pressa sur son sein la tête de Phanette,
Embrassa d'un coup d'œil la pauvre maisonnette
Qui venait à jamais, pour lui, de s'écrouler,

Et fit quelques efforts impuissants pour parler.
La mère de Raymond, sûre de la victoire,
Offrit au vieux carrier un secours illusoire :
« Il suffit d'un serment pour nous désabuser,
Fit-elle, simplement, pouvez-vous refuser ? »

Un serment ? Et lequel ? Jurer qu'il était père ?
Qu'en sa paternité n'était aucun mystère,
Et que l'enfant avait de son sang dans le sien ?...
Le jurer devant Dieu, qui ne méconnaît rien,
Devant Phanette en pleurs, pure de tout mensonge,
Et dans cette masure où, comme en un doux songe,
Il revoyait l'enfant dans ses langes brodés
Qu'au fond de son logis il avait bien gardés ?....

Ah ! ce fut un moment terrible ! La minute
Qui contint tout entière une semblable lutte
Dut valoir à son cœur un siècle de tourment,
Et lorsqu'il entr'ouvrit les lèvres, gravement,
Pour livrer son secret avec son espérance,
Ses cheveux gris avaient blanchi dans la souffrance,
De sa bouche, à jamais, le sourire avait fui,
Et Phanette, sa fille, était morte pour lui !...

SECONDE PARTIE

I

En face du vieux port, dont la mer est clémente,
En dépit du mistral qui non loin la tourmente,
Devant une forêt de mâts bariolés,
De cordages tendus, de drapeaux déroulés,
Au bruit retentissant des plus lourds véhicules,
Aux cris des ouvriers, maniant les bascules,
Chargeant ou déchargeant les bateaux amarrés,
Aux bizarres clameurs des vendeurs affairés,
Aux chansons des oiseaux, la plupart exotiques,
Entassés pêle-mêle aux portes des boutiques,
Au gai tumulte, enfin, de Marseille au réveil,
Une vieille maison, avide de soleil,
Sévère dans sa forme et son architecture,
Étalait au couchant son immense toiture.

Paisibles habitants de ce bruyant quartier,
Les aïeux de Raymond, depuis un siècle entier,
Coulaient leurs jours au sein de ce sombre édifice
Qui coûtait à chacun peut-être un sacrifice,
Mais dont les murs, peuplés de souvenirs touchants,
Devenaient chaque jour plus chers, plus attachants.
C'était dans ce domaine, à l'aspect un peu triste,
Au dedans rajeuni par une main d'artiste,
Que lui-même, Raymond, avait reçu le jour,
Et vivait sans souci de gloire, ni d'amour.

Il était fils unique, et dans sa mère, veuve,
Trouvait une tendresse aimable à toute épreuve,
Ce qui contribuait peut-être à contenir
Son ardeur dans le choix prochain d'un avenir.
Mais il avait compté sans ce beau jour d'automne,
Où, lassé d'un chemin aride et monotone,
Il s'était arrêté sur un rocher désert
Où le ciel de l'amour pour lui s'était ouvert.
Phanette avait d'un coup transformé sa nature.
Ce n'était plus l'esprit, flottant à l'aventure,
Ne s'attachant à rien, désirant moins encor.
Depuis qu'il se sentait possesseur d'un trésor,
Son rêve avait changé de forme, de substance,
Il avait découvert un but à l'existence,

Et dépensant le feu longuement amassé,
Son cœur, dans le présent, se vengeait du passé.
C'est qu'elle était étrange aussi la destinée
Qui, préparant pour lui le plus doux hyménée,
Jetait entre ses bras l'amante de son choix,
Cet ange disparu qu'on avait, autrefois,
Rêvé de lui donner pour compagne et pour femme.

On reconstitua le mystérieux drame
Qui de l'enfant naissante avait changé le sort ;
Tel l'orage détourne un esquif de son port,
Et l'on put compléter le récit qui va suivre.

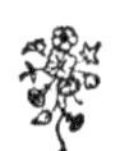

La mère de Phanette, à l'heure où l'on s'enivre
Du parfum de la fleur et du chant de l'oiseau,
Alors qu'on est encor faible comme un roseau,
Et que l'on sent monter en soi l'ardente sève
Qui donne de la force et de l'ampleur au rêve,
La mère de Phanette avait formé des nœuds
Qui jetaient sur sa vie un rayon lumineux.
Mais ce bonheur avait pourtant son amertume,
Quand l'époux, revêtant du marin le costume,
Embrassait tristement sa femme en lui disant :
« C'est l'heure du devoir qui m'appelle à présent.
Du courage ! Trois mois sont longs, mais on espère ! »
Une fois, il sourit à l'espoir d'être père,
Et donnant un baiser plus ardent ce jour-là,
En rêvant d'un bel ange, à l'œil bleu, s'en alla.

Au fond d'une villa coquette, à la campagne,
Sous la verte fraîcheur des environs d'Aubagne,
On alla préparer son doux nid à l'enfant.
La jeune femme, avec un regard triomphant,

Contemplait chaque jour la couchette encor vierge,
Les langes, les rideaux d'une blancheur de cierge,
Et son sein frémissait d'un bonheur inconnu.
Se trouvant orpheline, elle avait retenu
Pendant ce mois d'attente une amie auprès d'elle.
Femme de dévoûment et compagne fidèle,
Madame de Lancey, veuve d'un vieux mari,
Ne lui laissant pour joie, hélas ! qu'un fils chéri,
Méritait largement la tendre confiance
Que son amie avait en son expérience.
L'une et l'autre trouvaient un charme à ce lien,
Et, jouissant souvent d'un intime entretien,
Elles se faisaient part entre elles de leurs rêves.

A cet échange-là, les heures furent brèves,
Et surprenant sa mère un matin de soleil,
Phanette de ses jours sonna le doux réveil.
Pour la veuve ce fut un délire, une joie !
Elle mit le soir même un vêtement de soie,
Et soutenant l'enfant sur les fonts baptismaux
Pria Dieu qu'elle fût exempte de tous maux.
Dès cette heure, elle avait oublié ses souffrances ;
Entr'ouvant sa pensée aux douces espérances,
Elle avait vu son fils heureux dans l'avenir.
Cette enfant, qu'à l'autel on venait de bénir,

Qu'elle avait dans ses bras reçue avec ivresse,
Raymond l'entourerait de naïve tendresse,
Il la verrait grandir en vertus, en beauté,
Jouirait des douceurs de la fraternité,
Et se sentant touché plus tard d'une autre flamme,
Docile au vœu de tous, il en ferait sa femme.

Elle songeait ainsi quand, celui pour lequel
Se tourmentait déjà son amour maternel,
Apparut tout à coup sur le seuil de la porte :
« Mère, je veux la voir ! » dit-il, faisant escorte.
Et d'une main légère et douce soulevant
Sur le front du baby le long voile mouvant,
N'ayant que l'innocence au fond de sa pensée,
Raymond put contempler sa jeune fiancée !

Le bonheur dura peu dans la belle villa.
Le lendemain matin un journal était là,
Racontant le désastre effrayant d'un navire
Qui portait sur ses flancs le tendre nom d'*Elvire*.
Avec la flamme à bord, le vent s'était levé,
Tout était disparu ! pas un homme sauvé !...

La mère de Raymond, haletante et livide,
Comme un front égaré se penche dans le vide

Avait jeté les yeux sur ce papier brutal
Qui sans ménagement portait un coup fatal.
Il fallait à tout prix qu'à la jeune accouchée
Cette nouvelle fût pendant longtemps cachée.
On dut, en la soignant, garder un front serein,
Lui parler d'espérance et de retour prochain,
Et prier avec elle une Vierge clémente
Qui, propice aux marins, fait cesser la tourmente.
Mais tout cela n'était qu'un retard dans le deuil.
La douleur inflexible attendait sur le seuil
Et, guettant une paix dont elle était jalouse,
Allait de ses rigueurs frapper la jeune épouse.

Un matin, la stupeur fit place à la raison ;
Un cri d'alarme fut jeté dans la maison :
Devant un lit désert, devant un berceau vide,
Chacun s'interrogeait avec un œil avide...
Prise d'un mal subit, peut-être en l'étouffant,
La jeune mère avait emporté son enfant.
Qui sait sur quelle plage, en quel lieu triste et sombre ?
Personne n'avait vu sur les chemins son ombre.
Serviteurs et voisins, pendant des jours entiers,
Eurent beau parcourir les bois et les sentiers,
Nulle trace à leurs pas ne s'offrit d'elle-même,
Les aidant à résoudre un si triste problème.

On trouva seulement au pied du lit défait,
Que chacun contemplait d'un regard stupéfait,
Un lambeau de journal sur lequel on put lire,
Entre deux faits divers : *Naufrage de l'Elvire.*

Un mois après ce jour, la mère de Raymond,
Conservant dans son cœur le deuil le plus profond,
Apprenait que le corps inerte d'une femme
Avait été jeté par une forte lame,
Un soir de houle, au bord d'un rivage désert.
Légèrement vêtue et le front découvert,
Elle portait au bras un fin bracelet d'ambre,
Le seul de ses bijoux qui manquât dans la chambre
Alors qu'elle en était partie un mois avant.
Il n'était plus de doute, et le drame émouvant
Avait dû s'achever par une chute atroce
Où le corps, de lui-même, avait creusé sa fosse.
La mer avait été le but, l'entraînement...
C'était là, qu'attirée irrésistiblement,
Comme on cherche à se faire un tombeau de famille,
Elle avait désiré mourir avec sa fille.

Madame de Lancey pleura son rêve mort ;
Elle fit de Raymond un homme doux et fort,
Mais, souvent, à ses yeux émus, fit reparaître
Le tableau d'un bonheur qui n'avait fait que naître.

III

Ce bonheur qu’on croyait enseveli, perdu,
On venait de le voir sortir, inattendu,
De la grotte déserte où l’enfant préservée,
D’une fin trop précoce avait été sauvée.
Elle était là, non plus en rêve, mais vraiment,
Les yeux un peu rougis, pâle, le front charmant.
Jacquet l’avait quittée au seuil de la demeure ;
Dans ce monde nouveau c’était sa première heure,
C’était le premier jour où des tapis moelleux
Remplaçaient sous ses pieds les sentiers graveleux,
Où son regard profond rencontrait autres choses
Qu’une colline verte et des nuages roses,
Où son visage doux et calme se mirait
Autre part que dans l’eau du ciel qu’on mesurait.
Aussi, quoiqu’elle fût inquiète, chagrine,
La surprise étouffait les pleurs dans sa poitrine,
Et retardait l’instant cruel du désespoir.

On lui montra la chambre où, seulette, le soir,
Elle irait enfouir les regrets de son âme.
Elle y vit des tissus merveilleux, dont la trame

Était de soie et d'or ; de superbes lambris,
Des tentures, des fleurs, des objets de grand prix.
Mais, devant un pareil déploîment de richesse,
Elle sentit grandir encore sa tristesse,
En songeant qu'au travers de sa porte, la nuit,
Jacquet ne serait pas debout au moindre bruit.
On lui mit une robe aux couleurs éclatantes,
Des fleurs qui s'emmêlaient à ses nattes pendantes,
Du linge qui portait un parfum de boudoir ;
Puis, devant une table où chacun vint s'asseoir,
On lui servit des mets d'une saveur exquise,
Des vins qui sentaient bon ; mais sa nouvelle mise,
L'éclat de la lumière et l'odeur du repas,
Dans leur diversité ne lui convinrent pas.
Comme elle préférait le bon lait de sa chèvre
Qui montait écumeux et blanchissait sa lèvre !
Comme elle se plaisait bien mieux, sans apparat,
Avec son fichu court et sa jupe de drap,
N'ayant pour éclairage en sa pauvre chaumière
Que les feux du tison qui jetait sa lumière.

Raymond vint lui conter ses projets d'avenir.
Il parla d'un bonheur qui ne pouvait finir,
Et lui fit entrevoir des jours heureux sans nombre ;
Mais en dépit de tout son âme resta sombre.

Un tableau déchirant désolait son regard :
Elle voyait s'enfuir, courant seul, au hasard,
A travers les sentiers déserts de la montagne,
Cet homme qui venait de perdre sa compagne,
Et qui, sous les grands bois, ne cessant de gémir,
N'osait pas, au logis, rentrer pour s'endormir.

Ces doux lieux qui l'avaient reçue, à peine née,
Qui l'avaient par le cœur à jamais enchaînée,
Ce val, cette carrière et cet humble réduit
Où, cherchant le sommeil, on s'abritait la nuit,
Et son chien qui gardait, fidèle, le passage,
Ce ciel bleu qui planait sur tout le paysage,
Ce calme, ce repos, ces brises, ces chansons,
Ce soleil dissipant l'hiver tous les frissons,
Cette tendresse douce et forte d'un seul être,
Qui suppléait pour elle aux douceurs du bien-être,
Tout cela s'éteignant dans l'oubli du passé
De son âme à jamais devait être effacé.

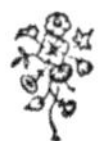

IV

Le lendemain, Raymond se mettait à l'ouvrage.
De Phanette il fallait relever le courage,
Lui faire aimer le toit nouveau qui l'abritait,
Et l'élever au rang où son cœur la mettait.
La tâche, quoique douce, était fort délicate :
Comme maître, il fallait devenir autocrate ;
Comme amant, se montrer indulgent et soumis.

Les esprits de l'enfant, longuement endormis
Dans le calme profond d'un désert immuable,
Avaient peine à saisir la verve inépuisable
De celui qui voulait instruire avec talent,
Et ne pas rebuter l'élève, en l'accablant.
Son regard quelquefois se plongeait dans le vague ;
On eût dit qu'écoutant le roulis d'une vague,
Ou l'écho presque éteint d'un chant doux et joyeux,
Elle se transportait par le cœur et les yeux
En un céleste Éden dont elle était tombée.
Par ses rêves ainsi longuement absorbée,
Elle ne voyait pas que Raymond s'était tu,
Et qu'il demeurait là, fortement combattu

Par le dépit et par la pitié généreuse.
Mais, comme il désirait surtout la rendre heureuse,
Il laissait dominer ce dernier sentiment,
Et, changeant de discours, lui parlait doucement
D'oiseaux, de fleurs, d'objets familiers pour elle ;
Et, sans transition trop brusque ou trop cruelle,
Elle se reprenait à suivre la leçon.

Ayant la liberté d'instruire à sa façon,
Le jeune homme souvent emmenait son élève
A la campagne ou bien sur le bord de la grève.
Là, dans tous les objets qui s'offraient à ses yeux,
La plaine, le vallon, le flot capricieux,
Le torrent, l'humble fleur, la tourelle gothique,
La lumière éclatante ou l'ombre fantastique,
Il trouvait un sujet d'utile enseignement.
Phanette comprenait ainsi plus aisément ;
Mais elle n'était pas moins sauvage, moins triste.
A quoi devaient servir ces goûts de botaniste,
Pour ne pas contempler chaque jour, sous ses pas,
Les trésors que Dieu sème et qu'il ne compte pas ?
Pourquoi savoir où l'eau du fleuve prend sa source,
Et connaître le nom des astres et leur course,
Pour ne jamais puiser l'eau vive du torrent,
Ni rêver en plein air sous le ciel transparent ?...

V

Après quatre ou cinq mois de semblables études,
Phanette, déployant toutes ses aptitudes,
Semblait avoir acquis le modeste savoir
Que l'on exigeait d'elle. On allait donc pouvoir
La présenter d'office, et la montrer au monde
Comme une fleur sauvage, en doux charmes féconde,
Étrange quelquefois peut-être en son aspect,
Mais d'une race noble et digne de respect.

Un premier bal devait réunir les convives.
Les salons abondaient de fleurs aux couleurs vives,
De plantes provenant des plus lointains pays.
Mille décors nouveaux, tentures et tapis,
Transformaient la maison si simple de coutume.
Girandoles, flambeaux et torches qu'on allume
Dans les jours d'apparat, étaient prêts à jeter
Des gerbes de rayons pour dignement fêter
Les premiers pas mondains de la jeune Phanette.

On avait avec soin composé sa toilette :

D'un costume complet, gracieux éléments,
La chambrette abondait de mille riens charmants
Qui devaient rehausser sa grâce naturelle.
Sans penser que cela pouvait la rendre belle,
Elle jetait un œil distrait sur ces splendeurs
Et ne soupçonnait pas les naïves ardeurs,
Les rêves dangereux, le trouble imaginaire,
Le désir imprudent de briller et de plaire
Que toute jeune fille, avant un premier bal,
Éprouve sur le bord de son lit virginal.
Raymond s'en alarmait dans son amour extrême.
Il avait bien souvent dit ces doux mots : « Je t'aime ! »
Il avait, à genoux, fait de tendres aveux ;
Mais il n'avait jamais entendu, doute affreux !
L'écho de ces accents qui jaillissent de l'âme.
N'était-il point aimé ? Comme un tranchant de lame,
Cette pensée entra dans son cerveau brûlant ;
Il n'y pouvait songer désormais qu'en tremblant.
Aussi résolut-il d'interroger sur l'heure
Celle qu'il faisait reine au sein de sa demeure.

Auprès d'une fenêtre ouverte en plein soleil,
Phanette contemplait un nuage vermeil
Qui courait dans le ciel, soulevé par la brise.
Il s'approcha. L'enfant, sans aucune surprise,

Le regarda s'asseoir près d'elle et l'écouta.
Ce fut par un serment d'amour qu'il débuta :
« Phanette, lui dit-il, ce soir tu vas paraître
A des yeux étrangers jaloux de te connaître ;
Je vais te proclamer déesse en ce séjour,
Et, t'offrant devant tous mon appui, mon amour,
Je vais faire de toi ma plus chère compagne.
Comme il est doux le rêve où ta main m'accompagne !
Je t'aime, tu le sais, plus que tout ici-bas,
Et la terre est pour moi bien triste où tu n'es pas.
Mais il faut qu'un doux mot sorte enfin de ta bouche ;
Il faut que, bannissant une pudeur farouche,
Tu me donnes ce soir ta main plus librement,
Et que je sente au fond de ton regard aimant
La vive émotion que j'ai le droit d'attendre. »

Phanette soupira. Le jeune homme, plus tendre,
S'agenouilla près d'elle, et cherchant son regard :
« Parle ! murmura-t-il. Il me faut sans retard
Connaître le secret de ton âme pensive.
M'aimes-tu ? »

          La demande était impérative,
Quoique la voix fût douce et l'enfant tressaillit.
Raymond la vit pâlir : un doute l'assaillit.

« Au moins je veux savoir, dit-il, si l'allégresse
Est au fond de ton être, et si le temps te presse
De t'enchaîner à moi par un lien éternel.
Qu'un sourire, fixant ce moment solennel,
M'assure à tout jamais ton cœur de fiancée ;
Et me fasse connaître en ce jour ta pensée. »

La jeune fille, hélas ! ne savait pas mentir,
Et de ses lèvres pas un mot ne put sortir.
Le jeune homme perdit courage. Dans son âme
Peut-être entrevit-il quelque terrible drame
Achevant de briser un anneau mal scellé.
Il se leva, portant à son front désolé
Les traces du grand coup qui venait de l'abattre.
Il comprenait trop tard que l'on ne peut combattre,
Même par un amour généreux et puissant,
La tristesse sans nom que l'exilé ressent.
Il comprenait alors que, docile au martyre,
Phanette innocemment s'était laissé conduire.
Maintenant il voyait les traces de son mal.
Le carmin, rougissant son visage idéal,
Déjà s'était éteint à demi sur sa lèvre
Et ses yeux n'avaient plus que l'éclat de la fièvre.
Raymond vit tout cela d'un seul coup. Ce n'est pas
L'amour qui peut détruire ainsi de doux appas !

En dépit de l'espoir que l'on fondait en elle,
La pauvre enfant sentait une langueur mortelle
L'envahir au contact du luxe, des plaisirs ;
Elle dépérissait en de mornes loisirs,
Et son cœur, méprisant les douceurs de la cage,
Dans la captivité devenait plus sauvage.
Ah ! Raymond n'avait pas rêvé d'être tyran
Alors qu'il ébauchait son étrange roman !
Il s'était dit : « Je veux que ma loi lui soit douce ;
Je la transformerai sans lutte, sans secousse,
Et j'en ferai la reine et le dieu du foyer. »
C'était un trop beau rêve ! Il fallait oublier
Dès ce jour, à jamais, l'espoir qu'il faisait naître,
Où, dans une union imparfaite, et peut-être
Bien courte, ne trouver que remords et dégoût.

Raymond près de la porte était resté debout.
Une dernière fois, il jeta sur Phanette
Le triste et long regard d'une pitié muette ;
Puis, n'espérant plus rien de ce visage éteint
Qui d'une douleur sombre était toujours empreint
Il étreignit son front sous sa main vigoureuse
Et pleura...

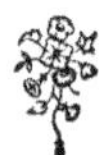

Tou
De
L'o
L'é
L'c
Sou
Le
D
E
M

Tou
Qui
Ap
De
Da
Et
San
Don

VI

Cependant, pour la fête joyeuse,
Tous les préparatifs avaient suivi leur cours.
De plus d'un serviteur réclamant le concours,
L'organisation avait été rapide.
L'émail des vieux vitraux reluisait plus limpide,
L'or des panneaux jetait des reflets beaux à voir ;
Sous le pied, les parquets luisaient comme un miroir ;
Les tentures, tombant avec plus d'élégance,
D'un lourd et vieux damas révélaient la nuance,
Et de splendides fleurs, rajeunissant le tout,
Montraient coquettement leur tête un peu partout.

Tout à coup, au milieu de ce décor magique
Qui transformait ainsi cette demeure antique,
Apparut un vieillard demandant, sans surseoir,
De voir et d'embrasser Phanette avant le soir.
Dans la ville il était ce jour-là de passage,
Et désirait ne pas rentrer à son village
Sans laisser à sa fille un modeste paquet
Dont il était porteur.

Tous connaissaient Jacquet.
Chaque huit jours, couvert d'une blanche poussière,
S'obstinant à marcher une nuit tout entière,
Il arrivait suant, harassé, mais heureux.
Il sonnait au portail de son bras vigoureux,
Et dans le vestibule, ému de son attente,
De sa fille épiait la venue. Haletante,
Celle-ci se jetait dans ses bras entr'ouverts,
Et tous deux de la sorte oubliaient l'univers.
Cette fois, la visite était inattendue ;
Phanette n'était pas encore descendue
Pour le repas du soir, et le pauvre carrier,
Faisant triste figure au bas de l'escalier,
Fut prié de monter jusqu'au second étage.

La jeune fille était seule. Sur son visage,
Aggravés par l'angoisse et le chagrin moral,
Se peignaient doublement les ravages du mal.
Les larmes de Raymond et sa brusque sortie,
Sans l'attendrir, l'avaient encore anéantie.
Apercevant soudain son étrange pâleur,
Jacquet, dès son entrée, eut un cri de douleur,
Et les mains en avant, la voix rauque, haletante :
« Qu'arrive-t-il, Phanette ? Ah ! tu n'es pas contente,
Je le vois à tes yeux. Viens vite dan mes bras...

Non, tu pleures ? Dieu bon ! elle ne m'entend pas ! »
Et le pauvre vieillard, tremblant, s'approcha d'elle.
« Raymond à son amour serait-il infidèle ?
Demanda-t-il d'un ton farouche et méprisant ?...
Tu ne me réponds pas ?... Serait-ce qu'à présent
Tu rougis de celui qui s'appela ton père ?...
Je ne t'ai pas donné le savoir nécessaire
Pour occuper un rang si haut parmi les tiens,
C'est vrai, mais ce n'est pas là le premier des biens ;
Je t'ai montré le lis des champs pour tout modèle
De pureté ; je t'ai donné l'oiseau fidèle
Comme exemple d'amour, et j'ai mis ton espoir
Dans le Dieu qui sur nous veille matin et soir.
Je ne pouvais alors t'enseigner autre chose !...
Mais non, ce soupçon-là te blesse. Une autre cause
A fait pâlir ton front ? Phanette, ai-je compris ?
La fortune, le rang pour toi n'ont aucun prix !
Tu souffres de l'exil, pauvre fleur transplantée,
Tu languis sur la rive où le sort t'a jetée !
L'amour même n'a pas de charmes sur ton cœur.
Ah ! laisse donc ici tout ce luxe trompeur ;
Jamais tu ne pourrras y reprendre racine.
Dis-leur qu'un autre attrait plus puissant te fascine,
Que tu veux avec moi reprendre le chemin
Où nous courions jadis en nous tenant la main.

9

Ainsi tu me devras par deux fois l'existence,
Car tu vivras joyeuse et pleine d'espérance,
Dès que la brise pure aura touché ton front.
Tu crains leur désespoir ? Ils se consoleront !
Songe plutôt à toi. Ce soir, je vais leur dire
Que tu souffres, que tu n'as perdu ton sourire
Que parce qu'ils ont fait de toi, beau papillon,
Qui volais librement de sillon en sillon,
Une esclave du luxe et des richesses vaines.
Ton sang retrouverait sa force dans tes veines
Si tu mangeais encor le pain du vieux carrier ;
Si sur le bord du puits, à l'ombre du figuier,
Tu te désaltérais avec notre eau limpide ;
Si tu courais les champs d'un pas joyeux, rapide,
Suivant les bonds légers des chevreaux échappés,
Et si tes bras étaient chaque jour occupés
Aux vulgaires travaux d'un rustique ménage.
Maudites soient les fleurs et l'or de cette cage
S'ils doivent te causer la langueur et la mort !
Si ce coup me frappait, je me sens assez fort
Pour réduire en morceaux cette demeure altière,
Comme je fais du bloc puissant dans la carrière ! »

Tout en parlant ainsi, le carrier, frémissant,
Montra les murs avec un geste menaçant.

« Mon père, s'écria l'enfant, c'est une offense
Que d'en vouloir à ceux qui, prenant ma défense,
Ont protégé mes biens et m'ont rendu mon nom.
Vous ne pouvez haïr ceux qui m'aiment trop. Non,
Le seul droit qui nous reste est de mêler nos larmes. »

Elle entr'ouvrit les bras, et retrouvant les charmes
Qui semblaient s'attacher au doux front de l'enfant,
Jacquet vit sa rumeur s'éteindre en l'embrassant.
« Ah ! dit-il, je suis fou, Phanette, quand tu pleures,
Quand je vois la tristesse envelopper les heures
Durant lesquelles tu devrais rire et chanter.
Sais-tu ce que je viens aujourd'hui te porter ?
J'ai peut-être trouvé le rayon de lumière
Qui doit illuminer un moment ta paupière.
Vois donc, c'est un fichu comme on en trouve peu :
L'étoffe en est moelleuse et le fond d'un beau bleu ;
C'est un bonnet garni d'une fine dentelle,
Et de la vraie encor, pas une bagatelle !
Et puis un corselet, sur le col entr'ouvert,
Un tablier de soie et de rubans couvert ;
J'ai mis, pour compléter, un bouquet de lavande
Que j'ai cueilli moi-même en traversant la lande.
J'ai trouvé tout cela dans le dernier marché
Et mon cœur se serait longuement reproché

De n'avoir pas songé que cet humble costume
Serait un souvenir de la vieille coutume,
Et te rappellerait tes beaux jours d'autrefois. »

Négligemment, Phanette avait entre ses doigts
Pris chaque objet. Ses yeux, de pleurs encore humides,
N'avaient osé jeter que des regards timides
Sur la parure offerte, et le désir naïf
De s'en orner n'était pas sans doute assez vif
Pour lui faire oublier les tristesses de l'heure.
Mais Jacquet ignorait que la vieille demeure
Ce jour-là fût en fête ; il ignorait aussi
Que Phanette dût mettre un extrême souci
A se parer au goût de la mode nouvelle,
Pour mieux se transformer en riche demoiselle
Digne de recevoir les honneurs de ce jour.

Avec un doux sourire ému, tout plein d'amour,
D'un geste l'invitant à faire sa toilette,
Le brave homme tendit le bonnet à Phanette,
Et puis le corselet, et puis le fichu bleu,
Le tablier, les fleurs... Cela semblait un jeu,
Mais un jeu plein d'émoi qui mettait au visage
De l'enfant des couleurs étranges. L'ajustage

De ce nouveau costume à peine était fini,
Que Phanette, levant un front moins rembruni,
Jetait sur le miroir un œil de complaisance.
Jacquet la regarda marcher avec aisance.
Elle avait bien toujours la grâce du pays ;
Mais comme il fut encor plus ému que surpris,
Lorsqu'il vit un sourire éclore sur sa bouche,
Puis, comme un instrument qu'un doigt habile touche,
Son cœur s'épanouir en un rire joyeux.
Plus de rides au front, plus de pleurs dans les yeux,
Plus de gestes dolents, de soupirs, ni de plaintes !
Les fibres de son âme étaient toutes atteintes,
L'allégresse et l'amour en débordaient soudain.

Adieu, vaine étiquette, et vous, luxe mondain !
Il ne demeure ici qu'un humble paysanne
Qui méprise vos lois. Du fond d'une cabane
Étroite et sans rayons, d'un tissu, d'une fleur,
L'espérance a jailli pour chasser la douleur.
« Partons ! Vous disiez vrai, tantôt. A ma poitrine
Il manque les senteurs âcres de la colline,
Balbutia Phanette. Un morceau de pain dur,
Mangé dans la carrière, en plein air, sous l'azur,
Me donnerait encor le courage de vivre. »

Jacquet ne lui donna pas le temps de poursuivre.
Il tira de sa poche un morceau de pain noir.
« Tiens, c'est moi qui l'ai fait à la maison, hier soir,
Manges-en, si tu veux. »

Depuis une semaine,
L'enfant à ses repas se nourrissait à peine ;
Ses lèvres effleuraient les mets les plus exquis ;
Mais devant ce morceau de pain fait au logis,
Dans lequel autrefois s'enfonçaient ses dents blanches,
Elle eut un doux frisson. « Faites-en donc deux tranches,
Dit-elle au vieux Jacquet, nous dînerons tous deux. »

Et, tout près des splendeurs du salon merveilleux,
Où Phanette devait, maîtresse souveraine,
Resplendir, ce soir-là, comme une jeune reine,
Ils mangèrent leur pain en parlant provençal...

Mais l'enfant avait dit, sans plus songer au bal,
« Partons ! et je vivrai peut-être au val que j'aime. »
Le vieux carrier comptait l'emmener le soir même.
Ils étaient tous les deux debout, prêts à partir ;
Phanette, sans regret, paraissait consentir.
On eût dit qu'agissant sous l'empire d'un rêve,
Pareille au moribond fiévreux qui se relève,

Elle marchait sans voir l'abîme sous ses pas.
Ranimée un instant par son frugal repas,
Par le riant espoir d'aimer, de vivre encore,
Elle avait retrouvé sa voix chaude, sonore,
Et s'écriait, cherchant les baisers du vieillard :
« Ah ! que Dieu soit loué, père, il n'est pas trop tard !... »

Tout à coup sur la porte une ombre se dessine...
Phanette pousse un cri... Cet œil qui la fascine,
Celui qu'elle voudrait aimer et qu'elle fuit,
Les mains jointes, le front plus pâle dans la nuit,
Avec stupeur contemple une scène pareille.

La jeune fille, alors, palpitante, s'éveille.
Son rêve s'est enfui, telle qu'une clarté
De météore au fond d'un pâle ciel d'été !
Elle se ressouvient de son destin bizarre ,
Des projets d'union, du bal qui se prépare,
De celle qui lui donne un maternel appui,
De Raymond qui l'adore et la veut toute à lui !
Confuse de son acte et se croyant coupable,
Elle tombe à genoux, convulsive, incapable
De parler au milieu de son effroi naïf.
Jacquet, lui-même, aussi tremblant qu'un fugitif,
Tient encor de la main la porte qui s'entr'ouvre ;

D'une vive rougeur son visage se couvre.
Phanette, ce n'est plus son enfant ! De quel droit
Voulait-il l'emmener avec lui sous son toit ?
Il a baissé les yeux. Avec peine il surmonte
Le sentiment nouveau qui le couvre de honte.
Mais au bruit que Phanette a fait en s'affaissant,
Il la montre à Raymond d'un geste frémissant :
« Par deux amours, dit-il, son âme est combattue,
Mais le mien la fait vivre et le vôtre la tue ! »

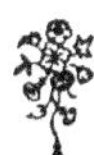

VII

La mer était houleuse et, depuis le matin,
Se chargeait des vapeurs de l'orage lointain.
L'horizon, entassant nuages sur nuages,
Échafaudait au loin de sinistres étages.
L'atmosphère était lourde et l'oiseau languissant
Avait peine à monter dans son vol impuissant.
L'homme des champs, toujours très sûr de sa science,
Ne s'était pas couché sans quelque défiance,
Et les marins du port, sombres et mécontents,
Pour la nuit qui venait, prédisaient un gros temps.

Tout à coup sous le ciel éclate,
Comme un poumon qui se dilate,
Le souffle d'un monstre de l'air!
Rapide, impétueux, il passe,
Et déjà, maître de l'espace,
Il dissipe un premier éclair.

Les nuages, pleins d'épouvante,
Au sein de la voûte mouvante
En maints lambeaux sont découpés ;
Ils s'entre-choquent, se culbutent,
Et contre l'invisible, luttent
Sans savoir qui les a frappés.

La place est libre ! L'atmosphère
Est bientôt transparente, claire,
Et les astres vont au travers
Jeter des gerbes d'étincelles,
Montrant dans des clartés nouvelles
Les merveilles de l'univers.

Mais si l'azur est plus limpide,
La terre sous ce vent rapide
A frémi. L'oiseau langoureux
A quitté la branche flexible,
Et pour fuir ce souffle irascible
S'est blotti dans le rocher creux.

Les arbres des hautes collines,
Ébranlés jusqu'en leurs racines,
Et tordus comme des roseaux,

Ont gémi sous pareille étreinte,
Et l'on entend leur triste plainte
De la montagne au bord des eaux.

Les feuilles, partout vagabondes,
Exécutent de folles rondes,
Dont le tournoîment incessant
Fatigue l'œil et la pensée,
Et le sable de la chaussée
Fait nuage en se dispersant.

Les barrières sont inutiles...
Tout peut servir de projectiles
A ce barbare déchaîné :
Porte, toiture, échafaudage,
Il emporte tout avec rage
Dans son élan désordonné.

Cependant la voix ennemie
Semble promettre une accalmie :
Les forêts cessent de gémir,
Les arbres ont levé la tête,
Le nuage isolé s'arrête,
Et l'oiseau cherche à s'endormir...

Croire au repos ! quelle démence !
Un murmure au loin recommence,
Il grandit, redouble d'effort,
Les demeures sont ébranlées
Les murailles démantelées,
Et la barque chavire au port.

Et du berceau de la Durance,
Dans lequel il a pris naissance,
Aux rives du Rhône indompté,
Tout pleure, gémit et frissonne
Sous la trombe qui désarçonne
Le cavalier le mieux monté.

En pleine mer, l'onde écumante
Roule et blanchit sous la tourmente,
Ouvrant des abîmes sans fond ;
Et l'humble vaisseau, sans mâture
Et sans pilote, à l'aventure,
Erre au loin comme un vagabond.

Telle qu'une épave étrangère,
La barque imprudente et légère,
Vide, hélas ! de son vieux patron,

Sert de jouet au flot rapide
Qui lui creuse une tombe humide
Et ne saura jamais son nom.

Pendant ce temps, morne, pensive,
Dans un logis près de la rive,
Une femme veille à genoux :
Tandis que la mer se démonte,
Jusqu'à ses lèvres ce cri monte :
« O Bonne Mère ! gardez-nous ! »

Et les enfants de cette femme,
Au bruit sinistre de la lame
Qui déferle sur le récif,
Devant l'image de la Vierge,
Font brûler un modeste cierge,
Dans la foi de leur cœur naïf.

Qui donc es-tu, monstre terrible,
Au courroux toujours inflexible,
Dont la force en s'usant s'accroît ?
Ah ! si la mer en ses abîmes
Doit ensevelir tes victimes,
Est-ce un tribut qu'elle te doit ?

Serais-tu chargé par Dieu même
De quelque châtiment suprême
Qu'a mérité notre beau ciel ?
Sous le climat qui te voit naître,
Sans toi, nous cueillerions peut-être
L'orange et la datte au doux miel !

Nos campagnes seraient couvertes
De mille fleurs toujours ouvertes
Qui ne s'effeuilleraient jamais,
Et nos collines pittoresques,
Sous l'ombre de pins gigantesques,
Seraient vertes à leurs sommets !

Notre mer bleue, aux teintes vives,
Ne caresserait plus ses rives
Que d'un baiser tranquille et doux,
Et la tartane, aux blanches voiles,
Se balançant sous les étoiles,
Ne connaîtrait pas son courroux...

Mais quoi ! le tumulte a fait trève.
Avec l'aurore qui se lève,
Le calme des airs s'établit,

Et la rafale, qui s'apaise,
Voit descendre sur la falaise
L'onde qui sortait de son lit.

Sur tous les points de la vallée
L'atmosphère renouvelée
Exhale des parfums nouveaux ;
Les arbres lassés se détendent,
Et de joyeux babils s'entendent
Sous l'ombrage de leurs rameaux.

Belle contrée, ô toi que la lumière inonde,
Dont la terre toujours généreuse et féconde
De pain blanc, de fruits d'or nourrit ses habitants
Que te fait pour un jour la rigueur des autans ?
Tes fils aiment en toi ce souffle de colère
Qui rend ton air plus sain et ta voûte plus claire,
Et malgré l'âpreté de cet hôte brutal,
Nul ne voudrait bannir de ton ciel le mistral !

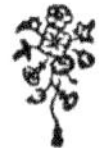

VIII

C'était donc le matin d'un de ces jours étranges,
Où des ruisseaux bourbeux disparaissent les fanges,
Où la rosée a peine à mouiller le gazon,
Où le soleil paraît sans brume à l'horizon
Et semble devancer son heure accoutumée.
Sur la route blanchie et toujours parfumée,
Qui mène de Cassis aux carrières du Plan,
Jacquet, morne, lassé comme un vieux paysan
Dont la bêche a fouillé le sol cinquante automnes,
Trouvant autour de lui les sentiers monotones,
Ne tournait même pas la tête en cheminant.

Il avait fait, la veille, un projet surprenant :
Celui de retourner tout seul à la carrière,
D'y vivre, et d'y pleurer une journée entière,
Tout en se retrempant dans le joyeux passé.
Il croyait soulager ainsi son cœur blessé.
Telle une jeune mère, auprès d'un berceau vide,
Revient s'agenouiller, de ce spectacle avide.

En choisissant ce jour, il s'était souvenu
Qu'une première fois, hasardant son pied nu,
Phanette, sans soutien, avait pris sa volée
Au seuil de la demeure. A son âme troublée
Ce spectacle joyeux s'offrait tel qu'autrefois.
Mais comme tout avait changé depuis six mois !
Les plus doux souvenirs avaient une amertume,
Et de les savourer il perdait la coutume.
A sa lèvre montait un calice encor plein,
Il redoutait toujours le soir, le lendemain...
Phanette était si triste, et si malade même !
Puis, à les séparer mettant un soin extrême,
Peut-être on lui cachait toute la vérité :
Tourment cruel dont son esprit était hanté !

Il marcha longuement, traversa la colline,
Atteignit les hauteurs, et, sondant la ravine,
Aperçut sous le roc sa chétive maison.
Le soleil se montrait en plein à l'horizon,
Mais le vallon était encor plein de mystère.
Telle qu'une vieille ombre errante et solitaire,
Jacquet y descendit sans hâte, sans élan.
Contre la porte basse il revit le vieux banc,
Où l'on causait le soir aux lueurs de la lune.
Le cep de vigne avait, sur la muraille brune

Étendu ses rameaux en toute liberté,
Et sur le seuil, malgré la grande aridité,
Le roc avait laissé pousser de folles herbes.
Alentour, les hauts pins étaient restés superbes.
Le vieillard aspira leur arôme un moment,
Puis entr'ouvrit la porte avec étonnement,
Car le loquet ne fit aucune résistance.

Il faisait nuit. Jacquet, sans aucune apparence
De trouble, se porta du côté du levant,
Pour ouvrir la fenêtre à la lumière, au vent.
Tandis qu'il avançait, un bruit léger, rapide,
Le rendit dans sa marche un instant plus timide ;
Mais il n'était pas homme à s'émouvoir de peu.
Il fit un pas de plus, et connaissant le jeu
Du volet sur ses gonds, à la minute même,
Éclaira le logis d'un jour encore blême.

Étrange vision, rêve qu'on peut saisir,
A troubler ce vieillard avez-vous pris plaisir ?...
Sur des feuilles couchée, au fond de la chambrette,
Une ombre a pris le corps, l'image de Phanette.
C'est elle ! Il aperçoit la flamme de ses yeux,
Les ondulations de ses bandeaux soyeux,
Ses mains que le repos et l'ombre ont faites blanches,

Ses bras que voilent mal la dentelle des manches...
Il n'en peut plus douter, c'est Phanette! Mais quoi!
Se peut-il qu'il divague à ce point! Son émoi
L'empêche d'avancer... Il craint de rompre un charme
Qui déjà fait monter à son œil une larme.

Soudain une voix faible arrive jusqu'à lui :
« Père, c'est le bon Dieu qui vous mène aujourd'hui ! »
A ces mots il s'élance, il voit de près, il touche...
Phanette est là ! Ces mots sont sortis de sa bouche...
Elle entr'ouvre les bras, l'attire sur son sein.
« Mon enfant, quel était cette nuit ton dessein ?
Pourquoi venir ici, seule et sans rien me dire ?
Tu grelottes la fièvre. Ah ! c'est mal se conduire.
Qu'est-il donc arrivé ? Parle-moi ! Je suis fou ! »

Phanette lui passa les bras autour du cou.
« Mon père, je voulais revoir cette demeure
Avant que de mourir ! — Mais ce n'est pas ton heure !
Tu dois vivre ! Es-tu donc si malade ? — Hélas ! oui.
J'ai fait pour arriver un effort inouï.
La mer était houleuse et la barque légère,
Sur laquelle je suis partie en étrangère,
A failli dans les flots maintes fois s'engloutir.
Mon mal durant la nuit plus fort s'est fait sentir,
Et déjà l'on disait hier que j'étais perdue.

Depuis un mois je suis sur ma couche étendue,
Plus rien ne me fait joie. Ah ! je le sens trop bien
Il faut quitter la vie ! Il n'est aucun moyen
Pour attacher encor mon aile à ce rivage.
Je n'étais pas l'oiseau qu'on pouvait mettre en cage,
Il me fallait l'azur, la liberté des champs.
On a voulu, là-bas, m'apprendre d'autres chants
Que ceux de ma colline, et ma voix s'est brisée.
Tout en me faisant reine on m'a dépaysée,
Et du jour malheureux où j'ai quitté ce seuil,
D'un bonheur familier mon âme a pris le deuil.
Je croyais cependant qu'il était plus facile
De gouverner son cœur, de le rendre docile.
Je me disais parfois : Raymond m'aime, il me faut
L'aimer aussi... Mais non, quoiqu'il fût sans défaut,
Quoiqu'il eût des trésors, je ne pouvais me vaincre ;
De ses charmes réels j'avais beau me convaincre,
Il m'effrayait au lieu de m'attirer à lui ;
Je craignais son courroux, j'évitais son appui :
Ce n'est pas de l'amour cela, j'en suis certaine.
Le véritable amour, c'est celui qui m'enchaîne
A ce rocher désert, où ma mère, en mourant,
M'a laissée au milieu d'un buisson odorant.
C'est celui que j'éprouve, aujourd'hui même encore,
En voyant ce beau ciel qu'illumine l'aurore,

En respirant l'odeur forte des romarins,
En écoutant l'oiseau gazouiller dans les pins,
Auprès de vous ! »

                    Son front retomba sur l'épaule
De Jacquet qui tremblait alors comme un vieux saule :
« Pauvre enfant ! qu'ai-je fait en te laissant partir ?
J'aurais dû t'enchaîner dans mes bras, et mentir
Jusqu'au bout en jurant que j'étais ton vrai père.
Ah ! maintenant je suis le seul maître, j'espère.
Je vais dans la montagne, en un val inconnu,
Pour te faire un abri, creuser le rocher nu ;
Je t'y transporterai la nuit, sans qu'on le sache,
Et là, comme un trésor dérobé que l'on cache,
Je te contemplerai, t'apportant chaque jour
Les fleurs de la colline et les soins de l'amour.
Et je te guérirai ! Tu vivras sans contrainte,
Comme l'oiseau, laissant à peine ton empreinte
Sur le sol, et chantant comme lui ta chanson
De liberté ! »

                    L'enfant, réprimant le frisson
De la fièvre plus forte, eut encor l'énergie
De parler : « Votre cœur, hélas ! se réfugie,
Dit-elle, en un espoir qui doit durer bien peu.

Mourir ici, c'est là, je crois, mon dernier vœu !
L'arbre une fois tombé jamais ne se relève...
Vous souvient-il des fleurs toutes pleines de sève
Que je déracinai de ce sol rocailleux
Pour les planter là-bas dans un terrain moelleux,
A l'abri des frimas, des vents, de la tempête ?
Tristement elles ont d'abord penché la tête,
Et sont mortes, malgré les soins du jardinier.
Je suis comme ces fleurs ; un sol hospitalier
Ne pouvait me suffire et je mourrai comme elles.
Si j'ai pu rassembler quelques forces nouvelles
Pour venir jusqu'ici, c'est qu'un ardent désir
Me soutenait. Je sens un trouble me saisir,
La faiblesse me gagne. Ah ! père, du courage ! »

Une contraction de son pâle visage
Fit comprendre à Jacquet la gravité du mal.
« Pas un secours ! dit-il, dans ce moment fatal !
Rien pour la soulager ? Être seul, c'est terrible ! »

Au dehors la carrière était calme et paisible.
Il ne vit même pas un oiseau voltiger.
Le vieillard alentour fit un fagot léger,
Le porta dans la hutte et le jeta dans l'âtre.
Il vit bientôt monter une flamme bleuâtre

Qui lécha les parois d'une amphore de grès.
Il sortit de nouveau pour cueillir tout exprès
Des fleurs dont il savait la vertu stimulante,
Et put offrir bientôt à Phanette mourante
Une boisson tonique aux parfums délicats.

Mais il fallait encor des soins immédiats.
Il n'avait pas perdu tout espoir. Comment faire ?
Le village était loin, la route solitaire.
Pas un être vivant là-bas dans les chemins !
Il se frappait le front et se tordait les mains,
Et l'enfant respirait bruyamment, avec peine ;
Par instant, on l'eût dite à sa dernière haleine.
La colère, un instant, dans l'âme du carrier,
Fit place à la douleur ; il se mit à crier,
Le poing levé : « Malheur, malheur à la famille
Qui surprit mon secret et m'arracha ma fille !
Maudit soit ce Raymond dont l'amour a détruit
Nos rêves ! Puisse Dieu le châtier ! »

                                   Au bruit
De ces accents, Phanette eut peur, et sur sa couche
Se redressa plus pâle. Il sortit de sa bouche
Des sons confus. Jacquet comprit qu'il avait tort
De s'oublier ainsi devant un lit de mort,

Et, tombant à genoux pour réparer sa faute,
Récita lentement d'une voix ferme, haute,
La prière admirable où les chrétiens pieux
Implorent le pardon, en l'accordant à ceux
Qui les ont offensés.

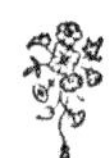

IX

Une heure d'accalmie
Suivit ce triste instant. L'enfant, comme endormie,
Avait repris un souffle égal ; aucune toux
N'agitait sa poitrine, et son visage doux
Offrait l'impression d'un calme salutaire.
Jacquet, toujours troublé de se voir solitaire,
Alors qu'un prompt secours lui paraissait urgent,
Entrait, sortait, d'un œil inquiet, diligent,
Épiant les sentiers sur les hauteurs voisines,
Cherchant à découvrir, au milieu des collines,
Un messager quelconque. Hélas ! comme un désert,
Ce jour-là le pays s'offrait à découvert.
Rien, pas un voyageur, pas un berger, nul être
Qui pût s'associer à sa douleur. Peut-être
Le jour s'écoulerait ainsi. Quel désespoir !
Dans les médicaments qu'il ne pouvait avoir
Il mettait à présent toute sa confiance ;
Il fallait prévenir un homme de science,

Avec l'appui de Dieu tout pouvait arriver...
Alors, il se mettait tout entier à rêver
Au bonheur de revoir Phanette en pleine vie.
Mais semblable espérance était bientôt ravie.
Il était seul ! Comment agir, lutter, aider le ciel ?
Un seul moyen s'offrait à ce tourment cruel
Pour l'abréger. Courir vers la route lui-même,
Exposer aux passants cette misère extrême,
Et les charger du soin d'envoyer promptement
Le secours nécessaire à pareil dénûment.

Mais tout cela prendrait une heure. Si Phanette
Pendant ce temps... Oh ! non, quitter la maisonnette
Et s'éloigner, c'était redoubler sa douleur.
Quelques instants plus tard il vit que la pâleur
De l'enfant augmentait « Je suis très mal ! » dit-elle
Portant sur son visage une angoisse mortelle.
Le vieillard, plus tremblant, mit un nouveau baiser
Au front de la malade, et sans plus maîtriser
Les pleurs qui l'étouffaient, sanglota. Puis, farouche,
Laissant soudainement Phanette sur sa couche,
Il sortit du logis criant à pleins poumons,
Comme pour ébranler la vallée et les monts,
Faisant fuir les oiseaux, éveillant au passage
Les échos ignorés de ce désert sauvage...

Sur le flanc escarpé d'un mamelon voisin,
Se confondant avec les buissons du ravin
Qui tachaient le fond blanc de la roche poudreuse,
Il crut voir une chèvre alerte, aventureuse,
Qui loin de son troupeau broutait le thym fleuri.
Comme si l'animal eût pu saisir son cri :
« Du secours ! » répéta le carrier hors d'haleine.
Il scruta l'horizon, mais l'attente fut vaine ;
Nul ne lui répondit. Il n'avait réussi
Qu'à chasser devant lui les papillons, ainsi
Qu'à troubler les oiseaux dans leurs chants d'espérance.
Lui, cependant, gardait sa crainte et sa souffrance.
Il ne renonçait pas à trouver un passant
Qui lui tendît la main. Il grimpa le versant
Et là, sur le sommet de la faible colline,
Aperçut le troupeau que la chèvre mutine
Avait, pour paître seule, un instant déserté.
Enfin, une ombre humaine apparut à côté.
Le carrier s'élança, mais son front devint blême :
Il avait reconnu dans le sauveur suprême,
Le jeune chevrier, le fiancé d'un jour,
Dont le sort de Phanette avait brisé l'amour.
N'importe ! « Elle se meurt ! dit-il au jeune pâtre,
Venez la secourir ! »

Aussitôt, sans débattre,

Sans chercher à comprendre, et docile à l'appel,
Jean laissa son troupeau sous la garde du ciel,
Et, tremblant comme l'est la feuille un jour d'automne,
Suivit le carrier dans la lande monotone.
Le trajet fut rapide.

« Il faut, sans plus tarder,

Dit le vieillard, construire un brancard, et m'aider
A la porter jusqu'à la ferme la plus proche.
Là, nous aviserons. » Il tira de sa poche
Une lame solide et l'offrit au garçon,
Qui des rameaux voisins entreprit la moisson.
Jacquet en même temps pénétra dans la hutte,
Et le berger rêva de l'heureuse minute
Où ses yeux reverraient l'idole d'autrefois...

Mais pendant qu'il cherchait à distinguer sa voix,
Un cri lugubre et plein d'angoisse : « Morte ! morte ! »
Vint le frapper au cœur en traversant la porte.
« Morte ! » il entendait bien... Quel horrible revoir !
Il s'arrêta muet, n'osant pas se mouvoir,
Pour s'élancer auprès de la funèbre couche.
La force lui manquait ! Mais, appuyant sa bouche

Sur le seuil que Phanette avait jadis foulé,
A genoux, il pleura son amour envolé.
Jacquet sortit bientôt, la face contractée.
« Morte ! répéta-t-il, Dieu me l'avait prêtée,
Et j'ai cru qu'elle était à tout jamais mon bien :
Préparez maintenant son sépulcre et le mien. »

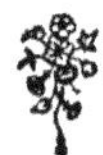

X

Un autre cœur devait saigner à cette perte...
La fuite de Phanette aussitôt découverte,   .
Raymond l'avait longtemps cherchée autour de lui.
D'abord chez des pêcheurs où, pour calmer l'ennui
Qui l'assiégeait, parfois elle trouvait asile ;
Et puis chez des amis, au dehors de la ville,
Sur la plage, le long des rochers nus et blancs
Où se creuse et s'endort l'anse des Catalans...
Quand il put se douter de la folle pensée
Qui vers Cassis près de Jacquet l'avait poussée,
Il partit...

    Le soleil dans la nue était beau ;
Mais la carrière avait un aspect de tombeau.
Jean qui priait toujours accroupi sur la porte,
Comme un écho plaintif, lui jeta ce mot : « Morte ! »
Et lui, n'y croyant pas, presque affolé d'ailleurs,
S'élança sur le lit où déjà, sous les fleurs,
Disparaissait le corps glacé de sa Phanette.
Aucun bruit ne troublait la pauvre maisonnette ;
Dans l'ombre, Jacquet, seul, pleurait comme un enfant.

« Pauvre père ! » cria Raymond en étouffant.
Il lui tendit les mains, leurs têtes se pressèrent,
Unis dans leur douleur poignante, ils s'embrassèrent.
Puis, auprès de la couche, humble, il s'agenouilla ;
Le chagrin l'étreignait, mais tout bas il parla :

      « Mes amours, mon espoir, mon rêve,
      Tout est là... froid, silencieux.
      Il n'est plus de rayons aux cieux
      Et mon cœur va souffrir sans trève !

      Avec toi je vois s'assombrir
      L'étoile de ma destinée.
      Ah ! pourquoi, Phanette, es-tu née ?
      Et pourquoi te vois-je mourir ?

      Tu fleurissais, timide, chaste,
      Dans cet antre où je te cueillis :
      Pour ton front sans ombre et sans plis,
      Je désirais l'amour, le faste.

      Et tu vins offrir ta beauté
      A ma jeunesse confiante ;
      Mais à ta lèvre souriante
      Nul désir n'est jamais monté.

Tu ne m'as jamais dit : « Je t'aime ! »
Et Dieu sait si de cet aveu,
Au foyer, ou sous le ciel bleu,
Je t'ai fait l'hommage suprême.

Mais on eût dit que ta couleur
Pâlissait devant cette flamme,
Et dans le fond de ta jeune âme
Tu nourrissais une douleur.

Tu pleurais la terre natale,
Ton vieux père, cette maison...
La perte de cet horizon
Devait, hélas ! t'être fatale.

Ah ! si ton cœur s'était ouvert
Et m'avait confié sa peine,
Si j'avais su l'étroite chaîne
Qui t'attachait à ce désert ;

Ma tendresse t'aurait suivie
Dans l'aridité de ces lieux,
Et près de toi, constant, joyeux,
J'aurais passé toute ma vie.

Ici même, sur ce rocher,
J'eusse établi notre demeure,
Afin que tu pusses, chaque heure,
De tes amours te rapprocher.

Mais ton âme resta fermée,
Indifférente à mes accents,
Et mes vœux furent impuissants
A t'enchaîner, ma bien-aimée !

Maintenant que tout va finir,
Vois mes regrets, comprends mes larmes :
Ta mort effeuille tous les charmes
Dont je couronnais l'avenir.

Je veux pourtant que sur ta tombe
Nos noms soient unis à jamais,
Qu'ils soient écrits sur ces sommets
Où la lumière ardente tombe.

J'y reviendrai pleurer, gémir,
Et triste, seul, sans énergie,
Je connaîtrai la nostalgie
Qui dans ta fleur t'a fait mourir ! »

Les pleurs entrecoupaient sa voix. Il dut se taire ;
Et tandis qu'il sondait ce terrible mystère
Qui déchire nos cœurs et qui les désunit,
Une hirondelle au toit vint suspendre son nid !...

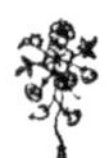

De
Il
La
On
A
Qu
Hor
Les
Le
Les
Fur
Les
Et l
Dans
L'ac
Où

Dans
Phan

XI

Des branches, des rameaux, des fleurs et du feuillage,
Il en fallut, le jour où, portant au village
La dépouille mortelle afin de la bénir,
On quitta le vallon pour n'y plus revenir !
A l'heure du départ, la lande parfumée
Que la jeune défunte avait si fort aimée,
Hommage triste et doux, lui prêta ses bouquets.
Les genêts éclatants, les liserons coquets,
Le myrte, fleur d'amour, l'églantine sauvage,
Les lauriers caressés par le vent du rivage,
Furent fauchés pour elle en cet agreste sol ;
Les oiseaux en chantant la suivirent au vol,
Et le soleil, au lieu d'atténuer sa flamme,
Dans un rayon ardent et pur comme son âme,
L'accompagna le long des sentiers, dans les champs,
Où chacun l'escorta par des adieux touchants.

Dans un monde éternel de nouveau transplantée,
Phanette avait trouvé la patrie enchantée

Où nos âmes n'ont plus à craindre les autans,
Où, fleurs de tous pays, d'hiver ou de printemps,
Fleurs que l'on aide à vivre, ou fleurs que l'on moissonne,
Fleurs qui séduisent l'œil ou ne charment personne,
S'acclimatent, et font sourire également
Le Dieu qui veille à leur épanouissement !

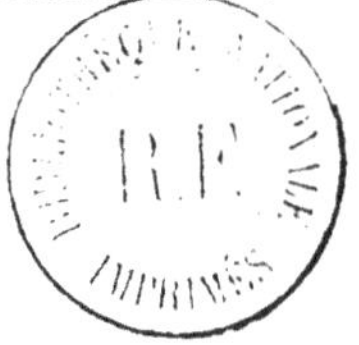

* 9 7 8 2 3 2 9 8 1 4 0 2 5 *